METODOLOGIE RIABILITATIVE IN LOGOPEDIA • VOL. 18

T0233702

Collana a cura di
Carlo Caltagirone
Carmela Razzano
Fondazione Santa Lucia, IRCCS, Roma

Federazione Logopedisti Italiani

Il Core Competence e il Core Curriculum del logopedista

con i contributi di:
Laura Maria Castagna
Anna Giulia De Cagno
Maria Valeria Di Martino
Giovanna Lovato
Anna Pierro
Carmela Razzano
Tiziana Rossetto
Irene Vernero

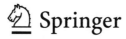 Springer

LAURA MARIA CASTAGNA
Ospedale Civile Santa Maria del Soccorso
San Benetto del Tronto (AP)

ANNA GIULIA DE CAGNO
ASL Roma D
Roma

MARIA VALERIA DI MARTINO
Azienda Ospedaliera Monaldi
Napoli

GIOVANNA LOVATO
ASSL 15 Alta Padovana
Padova

ANNA PIERRO
Ospedale Spolverini
Ariccia (Roma)

CARMELA RAZZANO
Fondazione Santa Lucia, IRCCS
Roma

TIZIANA ROSSETTO
ASSL 10 Veneto Orientale
Venezia

IRENE VERNERO
Università degli Studi di Torino
Facoltà di Medicina e Chirurgia
Torino

ISBN 978-88-470-1414-5   e-ISBN 978-88-470-1415-2

DOI 10.1007/978-88-470-1415-2

© Springer-Verlag Italia 2010

9 8 7 6 5 4 3 2 1

Layout copertina: Simona Colombo, Milano

Impaginazione: Graficando snc, Milano
Stampa: Arti Grafiche Nidasio, Assago (MI)
Stampato in Italia

Springer-Verlag Italia s.r.l., via Decembrio 28, I-20137 Milano
Springer fa parte di Springer Science+Business Media (www.springer.com)

Presentazione della collana

Nell'ultimo decennio gli operatori della riabilitazione cognitiva hanno potuto constatare come l'intensificarsi degli studi e delle attività di ricerca abbiano portato a nuove ed importanti acquisizioni. Ciò ha offerto la possibilità di adottare tecniche riabilitative sempre più efficaci, idonee e mirate.

L'idea di questa collana è nata dalla constatazione che, nella massa di testi che si sono scritti sulla materia, raramente sono stati pubblicati testi con il taglio del "manuale": chiare indicazioni, facile consultazione ed anche un contributo nella fase di pianificazione del progetto e nella realizzazione del programma riabilitativo.

La collana che qui presentiamo nasce con l'ambizione di rispondere a queste esigenze ed è diretta specificamente agli operatori logopedisti, ma si rivolge naturalmente a tutte le figure professionali componenti l'équipe riabilitativa: neurologi, neuropsicologi, psicologi, foniatri, fisioterapisti, insegnanti, ecc.

La spinta decisiva a realizzare questa collana è venuta dalla pluriennale esperienza didattica nelle Scuole di Formazione del Logopedista, istituite presso la Fondazione Santa Lucia - IRCCS di Roma. Soltanto raramente è stato possibile indicare o fornire agli allievi libri di testo contenenti gli insegnamenti sulle materie professionali, e questo sia a livello teorico che pratico.

Tutti gli autori presenti in questa raccolta hanno all'attivo anni di impegno didattico nell'insegnamento delle metodologie riabilitative per l'età evolutiva, adulta e geriatrica. Alcuni di essi hanno offerto anche un notevole contributo nelle più recenti sperimentazioni nel campo della valutazione e del trattamento dei deficit comunicativi. Nell'aderire a questo progetto editoriale essi non pretendono di poter colmare totalmente la lacuna, ma intendono soprattutto descrivere le metodologie riabilitative da essi attualmente praticate e i contenuti teorici del loro insegnamento.

I volumi che in questa collana sono specificamente dedicati alle metodologie e che, come si è detto, vogliono essere strumento di consultazione e di lavoro, conterranno soltanto brevi cenni teorici introduttivi sull'argomento: lo spazio più ampio verrà riservato alle proposte operative, fino all'indicazione degli "esercizi" da eseguire nelle sedute di terapia.

Gli argomenti che la collana intende trattare vanno dai disturbi del linguaggio e dell'apprendimento dell'età evolutiva, all'afasia, alle disartrie, alle aprassie, ai disturbi percettivi, ai deficit attentivi e della memoria, ai disturbi comportamentali delle sindromi postcomatose, alle patologie foniatriche, alle ipoacusie, alla balbuzie, ai disturbi del calcolo, senza escludere la possibilità di poter trattare patologie meno frequenti (v. alcune forme di agnosia).

Anche la veste tipografica è stata ideata per rispondere agli scopi precedentemente menzionati; sono quindi previsti in ogni volume illustrazioni, tabelle riassuntive ed elenchi di materiale terapeutico che si alterneranno alla trattazione, in modo da semplificare la lettura e la consultazione.

Nella preparazione di questi volumi si è coltivata la speranza di essere utili anche a quella parte di pubblico interessata al problema, ma che non è costituita da operatori professionali nè da specialisti.

Con ciò ci riferiamo ai familiari dei nostri pazienti e agli addetti all'assistenza che spesso fanno richiesta di poter approfondire attraverso delle letture la conoscenza del problema, anche per poter contribuire più efficacemente alla riuscita del progetto riabilitativo.

Roma, giugno 2000

Dopo la pubblicazione dei primi nove volumi di questa collana, si avverte l'esigenza di far conoscere quali sono state le motivazioni alla base della selezione dei lavori fin qui pubblicati.

Senza discostarsi dall'obiettivo fissato in partenza, si è capito che diventava necessario ampliare gli argomenti che riguardano il vasto campo della neuropsicologia senza però precludersi la possibilità di inserire pubblicazioni riguardanti altri ambiti riabilitativi non necessariamente connessi all'area neuropsicologica.

I volumi vengono indirizzati sempre agli operatori, che a qualunque titolo operano nella riabilitazione, ma è necessario soddisfare anche le esigenze di chi è ancora in fase di formazione all'interno dei corsi di laurea specifici del campo sanitario-riabilitativo.

Per questo motivo si è deciso di non escludere dalla collana quelle opere il cui contenuto contribuisca comunque alla formazione più ampia e completa del riabilitatore, anche sotto il profilo eminentemente teorico.

Ciò che continuerà a ispirare la scelta dei contenuti di questa collana sarà sempre il voler dare un contributo alla realizzazione del programma riabilitativo più idoneo che consenta il massimo recupero funzionale della persona presa in carico.

Roma, aprile 2004

C. Caltagirone
C. Razzano
Fondazione Santa Lucia
Istituto di Ricovero e Cura a Carattere Scientifico

Presentazione del volume

Quando alla fine degli anni '90 la Conferenza Permanente dei Presidenti dei Corsi di Laurea in Medicina affidò ad alcuni di noi il compito di dare avvio alla preparazione del Core Curriculum (CC), la conoscenza di questo strumento di programmazione dell'apprendimento era ben poco diffusa nel nostro Paese; probabilmente a molti questo compito apparve troppo difficile, ad alcuni sembrò inutile perché non ne percepivano la differenza dai comuni programmi d'insegnamento, pochi infine lo accolsero con entusiasmo, considerandolo una sfida da giocare per il miglioramento della formazione dei nostri studenti.

Gli entusiasti traevano la loro fiducia dall'aver apprezzato uno strumento simile, presente già da alcuni anni presso la Facoltà di Medicina di Maastricht in Olanda. Tuttavia, le prime fasi dell'impresa non diedero frutti molto soddisfacenti poiché si iniziò col chiedere ad alcuni colleghi, titolari delle varie discipline, l'elenco degli argomenti che essi ritenevano irrinunciabili per la preparazione dei loro studenti: in realtà l'approccio disciplinare – che com'è noto porta a considerare come la più importante la disciplina di cui ciascuno è cultore – diede luogo a lunghi elenchi di conoscenze, prevalentemente teoriche, senza un'effettiva distinzione di ciò che è irrinunciabile da ciò che è accessorio.

A questo punto la "Commissione core", sempre su ispirazione di quanto già era stato fatto a Maastricht, cominciò a ragionare in termini pedagogici applicando i principi della "Guida pedagogica OMS" (Guilbert, 1981)[1] che avevamo imparato ad apprezzare negli *atelier* offerti ai docenti delle facoltà mediche italiane dalla Fondazione Smith Kline e dalle iniziative della Società Italiana di Pedagogia Medica. Divenne così chiaro che si doveva ragionare non più in termini di argomenti da insegnare, bensì di obiettivi didattici o educativi che gli studenti dovevano conseguire. Risultava indispensabile distinguere gli obiettivi cognitivi da quelli gestuali e relazionali; bisognava altresì considerare la priorità di alcuni obiettivi rispetto ad altri nella formazione dei professionisti della salute, e il criterio fondamentale di scelta era la loro "pertinenza", cioè il loro collegamento con i compiti professionali. Risultò in altri termini chiaro che si doveva trovare il modo di costruire dei pro-

---

[1] Guilbert JJ (1981) Guida Pedagogica OMS, 3a ed ita. Armando Editore, Roma

grammi di apprendimento e non d'insegnamento, costituiti da obiettivi educativi non solo generali ma specifici, dei quali fosse chiaro il campo di applicazione (cognitivo, gestuale o relazionale) e che venisse definito di conseguenza il livello tassonomico di tali obiettivi, cioè il grado di profondità con cui dovevano essere appresi, nonché il tipo di impegno che si chiedeva allo studente nell'apprenderli; queste caratteristiche degli obiettivi educativi finalizzavano un apprendimento prevalentemente teorico per alcuni, o anche pratico per altri; una loro acquisizione soltanto superficiale, o generale, o infine particolareggiata. Questa presa di coscienza è stata abbastanza graduale; il concetto di obiettivo educativo specifico si è dovuto adattare alla tradizione didattica italiana, e così sono nate le Unità Didattiche Elementari (UDE) (vedi Conferenza permanente dei Presidenti di CdLM in Medicina)[2]; i risultati attuali sono stati conseguiti per approssimazioni successive, che verosimilmente non sono ancora conclusi e molto probabilmente sono destinate a continuare nel tempo.

Non si può certo dire che la filosofia, o meglio la pedagogia del Core Curriculum, sia entrata completamente, come una mutazione favorevole e quindi ben accetta e permanente, nel DNA del corpo accademico e dell'organizzazione didattica dei CdLM in Medicina; soprattutto la separazione delle discipline che il CC tende a minimizzare è tuttora sempre incombente, ma un processo di crescita è stato avviato e difficilmente potrà essere interrotto, ciò anche grazie al ricambio generazionale dei docenti.

È certamente fonte di soddisfazione il constatare ora che i CdL di altre professioni della salute hanno guardato con interesse all'esperienza dei CdLM in Medicina e si sono impegnati a loro volta nella costruzione del loro Core Curriculum; e con altrettanta soddisfazione si può constatare che il CdL per logopedisti è forse il primo a presentare in modo organico il proprio CC, che mostra una struttura "a immagine e somiglianza" di quello dei medici, e spesso è anche migliore di quest'ultimo nella sua realizzazione concreta.

Mi pare un'ottima scelta quella di far precedere l'elenco delle UDE da una trattazione abbastanza ampia dei principi teorici – professionali e pedagogici – che ispirano la proposta. Credo sia molto utile che si inizi con la storia della professione del logopedista nel "sistema salute" italiano, perché questa rappresenta – con la testimonianza di una coraggiosa evoluzione nel tempo – una base solida per ispirare la formazione di "professionisti riflessivi"; inoltre il richiamo esplicito al profilo professionale del logopedista moderno fornisce la bussola per orientare la formazione dei nuovi professionisti, grazie al collegamento altrove sottolineato tra profilo professionale, Core Competence e Core Curriculum, e cioè tra capacità di dare risposta ai bisogni di salute, compiti professionali e obiettivi educativi.

Altrettanto opportunamente la presentazione del "core" italiano viene preceduta da un altro capitolo che informa – con riferimento al sistema dei crediti formativi ECTS – sugli standard europei della formazione dei professionisti della salute e in particolare dei logopedisti, mettendoli a confronto con l'attuale organizzazione del CdL italiano in logopedia; di particolare utilità ritengo sia l'appendice di questo ca-

---

[2] Conferenza permanente dei Presidenti di CdLM in Medicina (www.presidentimedicina.org/)

pitolo, contenente il "Minimum standard" europeo stabilito dal Coordinamento Europeo dei Logopedisti, perché esso consente di constatare come il "core" italiano sia sostanzialmente in linea con quanto si ritiene necessario in tutta Europa per la formazione di base.

Anche la professione di logopedista, come tutte le professioni sanitarie, si basa da una parte sui fondamenti tecnico-scientifici, che debbono essere quanto più possibile *evidence based*, e dall'altra si nutre dei valori che si rifanno alle *medical humanities*, cioè alle istanze umanitarie ispirate dalle scienze dello spirito, che connotano in modo irrinunciabile e indissolubile tutte le relazioni di cura. Credo che proprio per far cogliere queste istanze, il terzo capitolo dell'introduzione al "core" è dedicato interamente al codice deontologico del logopedista nelle sue premesse motivazionali e nel suo articolato.

Nel quarto capitolo ci si avvicina in modo sostanziale a quello che si potrebbe considerare con un gioco di parole il cuore del "core": vi vengono infatti esposte le competenze essenziali che concorrono al profilo professionale del logopedista, cioè il così detto Core Competence. "Definite le competenze di base generali e specifiche del laureato in logopedia – scrivono le autrici, Lovato e Pierro – sono stati elaborati gli obiettivi educativi specifici del Core Curriculum" e più avanti opportunamente specificano che: "Gli obiettivi devono essere strumenti per progettare, realizzare e valutare tutto il percorso formativo; di conseguenza devono rispondere alle seguenti indicazioni:
- considerare le competenze che lo studente deve acquisire durante il percorso formativo previsto nel profilo professionale;
- considerare quali esperienze formative e profondità didattiche lo studente dovrà affrontare per acquisire le competenze professionali;
- considerare il modo più efficace di organizzare i percorsi di apprendimento (varietà di tipologie didattiche);
- considerare il modo più coerente e idoneo di valutazione per rilevare i risultati raggiunti rispetto agli obiettivi iniziali".

Di tutto ciò è fatto il Core Curriculum, secondo i criteri per la sua costruzione che sembra utile riportare ancora testualmente:
- "definizione chiara e completa degli obiettivi da conseguire per l'apprendimento di ciascuno degli ambiti, in modo da pianificare e collegare in modo efficace gli obiettivi con i contenuti;
- selezione dei contenuti pertinenti e rilevanti rispetto alle discipline, valorizzando le competenze culturali e didattiche per la logopedia;
- collocamento temporale dei contenuti in rapporto alla rispettiva propedeuticità (di base, caratterizzanti, professionalizzanti ecc.);
- descrizione delle competenze professionali che lo studente deve possedere a fine corso, precisando il livello di autonomia e di abilità che deve raggiungere;
- segmentazione dei contenuti in Unità Didattiche Elementari per precisare ciò che il docente dovrà insegnare e il livello di approfondimento delle conoscenze che lo studente deve raggiungere".

In effetti questo capitolo andrebbe letto integralmente con molta attenzione da chi si accinge a utilizzare concretamente il Core Curriculum, perché fornisce sia pure sinteticamente le basi pedagogiche che preservano da una sua applicazione meramente burocratica. Suppongo che proprio con questa finalità nel capitolo vengano in successione indicate:

- le caratteristiche delle Unità Didattiche Elementari;
- alcune indicazioni di metodo sulla costituzione dei corsi integrati;
- una rassegna abbastanza dettagliata delle metodologie didattiche, che peraltro non indica in modo prescrittivo quali tecniche utilizzare nell'apprendimento delle singole UDE;
- un'esplicita valorizzazione dell'approccio tutoriale, di cui vengono forniti gli elementi essenziali;
- la caratterizzazione del tirocinio formativo in generale e della sua applicazione specifica nel CdL in logopedia;
- i principi fondamentali e le modalità pratiche delle attività valutative con scopi sia formativi che certificativi, nonché il loro stretto collegamento con gli obiettivi educativi, cioè con i contenuti dell'apprendimento espressi nelle UDE.

Infine, l'ultimo capitolo è quello che espone analiticamente le 476 UDE del Core Curriculum, elencate per ambito culturale e qualificate per livelli di conoscenza, competenza e abilità. L'elenco è opportunamente preceduto dalla spiegazione del significato dei suddetti elementi. Attira immediatamente l'attenzione del lettore la consistenza numerica delle UDE che richiedono competenze non solo mnemoniche, ma anche interpretative o decisionali; altrettanto significativo è il numero delle UDE che riguardano abilità pratiche e di quelle da esercitare in modo autonomo (complessivamente circa un quarto di tutte le UDE). Questi elementi conferiscono al CC per logopedisti una buona valenza pedagogica; certamente la sua costruzione ha richiesto un impegno rilevante nella scelta dei contenuti dell'apprendimento che si ritengono veramente essenziali per la formazione di primo livello di questi professionisti; i verbi che connotano le azioni sottese alle singole UDE già indirizzano al tipo e alla profondità di conoscenze, competenze o abilità che lo studente deve acquisire ed essere in grado di esprimere per da ciascuna di esse. Così ogni UDE può corrispondere a vero un obiettivo didattico, o a più obiettivi tra loro correlati, distinguendo quelli cognitivi ai diversi livelli tassonomici, da quelli gestuali e rispettivamente comportamentali; risulta anche chiara la pertinenza degli obiettivi clinici, derivante dalla loro corrispondenza con i compiti professionali che costituiscono il profilo professionale dell'attuale logopedista italiano; la validazione finale di ogni obiettivo dipenderà dalla possibilità effettiva di verificarne il conseguimento con prove di valutazione appropriate.

Un Core Curriculum con le caratteristiche sopra espresse potrà rappresentare uno strumento utile da numerosi punti di vista:

- innanzitutto faciliterà la programmazione dei corsi nei differenti CdL, favorendo un certo grado di omogeneità nella proposta didattica, pur nel rispetto dell'autonomia delle singole sedi;

- partendo dalle competenze attese, cioè dalle caratteristiche desiderate del laureato, diventerà più facile decidere cosa e come insegnare e far apprendere;
- aiuterà i docenti nell'integrazione interdisciplinare evitando, o almeno riducendo, le ridondanze e soprattutto segnalando, grazie alla definizione dei livelli tassonomici di conoscenza, competenze e abilità di ciascuna UDE, l'effettiva rilevanza dei contenuti; questa in effetti è una delle funzioni principali che si richiedono a un Core Curriculum;
- consentirà un confronto costruttivo con l'impianto formativo degli altri analoghi CdL europei;
- migliorerà la coerenza tra i contenuti dell'apprendimento, le metodologie d'insegnamento e le modalità di valutazione;
- se opportunamente applicato, sarà una guida preziosa per l'apprendimento degli studenti, chiarendo loro in modo inequivocabile cosa debbano imparare, con quale grado di profondità e quindi d'impegno, e come verranno valutati quando dovranno dimostrare ciò che hanno appreso; in altri termini le UDE potranno far prevedere in una certa misura le domande d'esame, e rappresenteranno elementi rilevanti del contratto formativo, poiché esse indicano esplicitamente ciò che lo studente deve fare per mettere a frutto, anche in termini di valutazione, quello che ha imparato con l'impegno personale di studio, facilitato ma non sostituito dall'apporto dei docenti.

Si sottolinea peraltro che il Core Curriculum vuole limitarsi alle conoscenze, alle competenze, alle abilità e ai comportamenti che si richiedono al neolaureato non specialista, e che quindi attengono alla preparazione iniziale e basilare del logopedista; su questa base verrà nel tempo costruito e perfezionato l'ulteriore patrimonio di saperi necessari a ciascuno in relazione alle successive scelte professionali. Ciò comporta pertanto che lo studente sia aiutato non solo ad apprendere un certo bagaglio di contenuti durante il suo corso di studi, ma anche che "impari a imparare", così da continuare efficacemente la propria formazione in autonomia durante tutto l'arco della propria vita professionale.

Ancora, va considerato non solo ciò che lo studente può ricevere dall'utilizzo del Core Curriculum, ma anche come lo studente possa contribuire al buon uso e allo sviluppo di questo strumento; proprio gli studenti possono aiutare i docenti a utilizzare al meglio il Core Curriculum del proprio CdL: possono ad esempio indicare i tempi reali necessari per il conseguimento degli obiettivi didattici espressi nelle UDE, e quindi facilitare l'attribuzione dei crediti formativi, intesi appunto come "tempo studente" complessivo e non come ore di insegnamento impartito; inoltre gli studenti possono aiutare le integrazioni dei saperi esprimendo le loro necessità formative e indicando le condizioni operative utili a facilitare il loro apprendimento.

Gli studenti debbono essere resi consapevoli che l'Università è fatta per loro, e quindi che apprendere è un loro diritto, oltre che un loro dovere: ciò li autorizza a chiedere di essere aiutati a imparare nei modi più efficaci. Hanno inoltre il vantaggio inestimabile di essere giovani e quindi ricchi di fantasia e creatività: proprio questa condizione rende preziosa la loro collaborazione con i docenti per la migliore utilizzazione di uno strumento come il Core Curriculum, nato solo per aiutare a formare professionisti migliori, capaci di rispondere in modo adeguato ai bisogni di salute e alle richieste di aiuto dei cittadini del loro Paese.

Infine qualche parola va spesa sul futuro del Core Curriculum: esso non può essere un indicatore definitivamente concluso di conoscenze, competenze, abilità e comportamenti, ma al contrario è uno strumento dinamico, destinato a evolversi nel tempo per alcune buone ragioni: innanzi tutto il sapere biomedico cresce rapidamente e si modifica grazie alla ricerca scientifica; le visioni pedagogiche si evolvono e possono migliorare nel tempo le proposte didattiche; anche i bisogni di salute cambiano nel tempo e quindi non può non cambiare il modo in cui si deve rispondervi. Ancora, solo sperimentandone l'applicazione si scoprono le inevitabili imperfezioni, errori e omissioni di qualsiasi Core Curriculum, anzi proprio i volenterosi che si sono sobbarcati il faticoso compito di costruirlo dovrebbero farsi carico anche del monitoraggio della sua attuazione concreta nel tempo, per adeguarlo continuamente alle nuove esigenze e per correggere le carenze, inevitabili nelle prime edizioni.

Insomma il "core" attuale è probabilmente solo uno strumento iniziale per migliorare l'efficienza e l'efficacia formativa dei nostri corsi di laurea, senza il quale il cambiamento sarebbe difficile, ma non può presumere di essere lo strumento unico e definitivo, utile per un processo così impegnativo.

Un esempio di questa evoluzione è offerto proprio dalla Facoltà di Medicina di Maastricht, che è stata pioniera nel proporre e applicare ormai da circa tre lustri il proprio Core Curriculum con la definizione – nell'iniziale "Blueprint" (1994)[3] – della quantità e della qualità di contenuti da far apprendere ai loro studenti, cioè del modello al quale si stanno in una certa misura ispirando i corsi di laurea italiani di alcune professioni sanitarie sulla scia di quanto ha iniziato a fare da qualche anno il CdLM in Medicina.

Ma negli ultimi anni la Facoltà medica di Maastricht, con una serie graduale di modifiche del proprio "core", sta compiendo un nuovo passo avanti, che supera l'impostazione della "Blueprint" del 1994 con una programmazione complessiva molto analitica e puntuale dei "blocchi didattici", nella quale lo studente è costantemente al centro del processo educativo: in questa pianificazione viene mantenuto e ulteriormente valorizzato l'approccio tutoriale dell'apprendimento in piccoli gruppi basato sui problemi, e una particolare attenzione viene data agli strumenti più efficaci nell'acquisizione delle abilità pratiche, non solo gestuali, ma anche comportamentali in un contesto sociale, scientifico, economico ed etico contraddistinto dalla complessità[4,5].

---

[3] AA.VV. (1994) Blueprint - Training of Doctors, objectives of undergraduate medical education in the Netherlands
[4] New Maastricht Curriculum, Faculty of Medicine, Institute of Medical Education, Maastricht 2001 (www.unimaas.nl/default.asp?template=werkveld.htm&id=3QT2FMF60W1217S3NV14&taal=en)
[5] Contents of the Maastricht Medical Curriculum Faculty of Health, Medicine and Life Sciences 2008 – 2009 (www.unimaas.nl/bestand.asp?id=11578)

La consapevolezza di questa continua evoluzione del curriculum non deve tuttavia suscitare sentimenti di frustrazione in coloro i quali hanno appena concluso la stesura del loro primo "core", costruito su un modello pure destinato a essere in futuro sorpassato; al contrario, deve alimentare il loro entusiasmo per aver intrapreso una strada che ha un percorso obbligatoriamente graduale, fatto di salite e discese, di rettilinei e tornanti; un percorso tuttavia destinato ad aprire paesaggi sempre nuovi e affascinanti.

È proprio questa l'evoluzione che mi aspetto per il Core Curriculum del CdL in logopedia, ed è proprio questo entusiasmo che auguro di mantenere e di coltivare ai docenti che con competenza e impegno ammirevole si sono spesi in questa prima e già pregevole fatica.

Verona, ottobre 2009

Luciano Vettore
Past President e Consigliere emerito
Società Italiana di Pedagogia Medica

Indice

Capitolo 3
Il Codice Deontologico dei logopedisti.. 31
Laura Maria Castagna

Capitolo 4

Capitolo 5

Capitolo 1
La storia, l'evoluzione e i principali riferimenti normativi della professione del logopedista nel "Sistema Salute"

Anna Giulia De Cagno, Maria Valeria Di Martino, Tiziana Rossetto

Il professionista nel sistema salute e il concetto di professione

In questi ultimi dieci anni abbiamo assistito, non senza momenti di tensione, a un periodo di grandi cambiamenti e innovazioni che hanno contribuito a ottenere grandi conquiste per tutte le professioni sanitarie e per l'intero Sistema Sanitario italiano. Per comprendere ciò che rappresenta nel sistema Salute una professione come quella del logopedista occorre approfondirne gli ambiti, le conoscenze, la formazione, la deontologia, la responsabilità, i rischi. Il Sistema Sanitario è un'organizzazione complessa poiché è unico come sistema occupazionale formato da molte professioni che agiscono autonomamente e in sinergia con proprie strategie e obiettivi rispondendo alle innumerevoli domande e bisogni di salute.

È importante capire come il processo di professionalizzazione sia avvenuto, come sia avvenuto il passaggio dalla dominanza sociale, giuridica e scientifica di alcune professioni alla creazione di un mercato di servizi in risposta a nuovi bisogni.

A partire dagli anni '20 del ventesimo secolo, e soprattutto dopo la seconda guerra mondiale, sono nate e si sono consolidate diverse nuove figure sanitarie grazie alla crescita e diversificazione delle conoscenze mediche e scientifiche. Le nuove conoscenze hanno modificato il ciclo produttivo e accresciuto i nuovi bisogni di salute.

Questo processo evolutivo ha visto il passaggio da uno stato di occupazione a uno di professione. Ma cosa definisce una professione? Per alcuni, gli indicatori che questa deve possedere sono:
- un corpo sistematico di teorie fondate su un metodo scientifico e acquisite in sede accademica;
- l'autorità professionale che deriva dalla riconosciuta abilità nel risolvere l'incertezza;
- le sanzioni della comunità in riferimento a un codice deontologico che comprenda regole formali e informali per evitare che il professionista abusi della situazione di preminenza in cui la società lo pone;
- la cultura professionale come insieme di norme e di valori che ogni professione sviluppa;
- una rappresentanza professionale.

Da questi importanti concetti deriva che la base della Professionalità sono l'Autonomia e la conseguente Responsabilità. L'Autonomia come libertà di scelta all'interno delle proprie conoscenze, negli spazi di discrezionalità e decisionalità del proprio ruolo, nell'individuazione delle soluzioni e impostazione dei problemi che il professionista si trova ad affrontare nella sua pratica quotidiana. Nell'esercizio della Professione è poi implicita un'esigenza di ricerca continua che si esprime attraverso la capacità del professionista di leggere i bisogni dell'utente, di individuare le risposte a tali bisogni nella considerazione dei rischi connessi, nella maniera efficace/efficiente.

Una nuova epistemologia della pratica professionale: il professionista riflessivo

Importanti riflessioni su come si è evoluta una nuova epistemologia della pratica professionale o, meglio, di come si è passati dalla razionalità tecnica alla riflessione nel corso dell'azione, sono arrivate da Donald Schön (Schön, 1983), tradotto in italiano nel 1993. Secondo questo autore, la concezione della riflessione è la chiave di volta del sapere di un professionista. Infatti, le attività con le quali questi ha a che fare non sono problemi da risolvere ma "situazioni problematiche", per loro natura intrinsecamente instabili, a volte eventi unici. Inoltre, le conoscenze che si devono usare nell'esercizio della professione cambiano anch'esse rapidamente, così come le aspettative e i bisogni dei cittadini. L'autore mette in crisi il modello della Razionalità Tecnica fondato sulle conoscenze generali che il professionista dichiara di possedere e le tecniche di produzione o di applicazione di tali conoscenze che più hanno influenzato la sua attività e che questo atteggiamento sembra non essere più sufficiente, ma anzi contribuisce ad ampliare il solco tra ricerca teorica e pratica professionale. L'eccessivo tecnicismo, rivendicato spesso nella pratica professionale, mette l'enfasi sul processo di soluzione di problemi ignorando l'impostazione del problema, cioè il tipo di attività cognitiva nella quale sono impegnati i professionisti competenti, il processo col quale definiamo la decisione da prendere, i fini da conseguire e i mezzi che è possibile scegliere.

Inizia quindi la consapevolezza di andare oltre all'*expertise*. Le incertezze, le complessità e i conflitti di valore fanno nascere un certo pluralismo professionale, nella pratica lavorativa quotidiana si percepisce l'inadeguatezza dei modelli tradizionali dell'esercizio professionale fondati prevalentemente sulla tecnica. Schön sottolinea che "la conoscenza è dentro l'azione, essa è tacita, implicita nei modelli della propria azione e nella sensibilità con la quale si affrontano le cose; se stimolati dalla sorpresa, i professionisti tornano a riflettere sull'azione e sul conoscere implicito nell'azione". Possono chiedersi ad esempio quali caratteri si riconoscono nell'azione, quali sono i criteri in base ai quali viene formulato un dato giudizio, quali procedure vengono messe in atto quando si svolgono queste attività, come viene strutturato il problema che si sta cercando di risolvere.

Attraverso protocolli di indagine del comportamento reale è possibile ricostruire i modelli di attività cognitiva del professionista. Il fulcro di questo discorso è l'uso della struttura distintiva della riflessione nel corso dell'azione. Il processo riflessivo marca il ruolo dell'indagine che ha luogo nella realtà quotidiana dell'azione. Alcuni orientamenti epistemologici da parte di studiosi delle professioni sottolineano il ruolo di "processo transazionale, indeterminato e intrinsecamente sociale" del ragionamento mentale poiché incorporato nell'azione. Ogni situazione è intrinsecamente dubbia in quanto intrinsecamente complessa, contraddittoria, oscura. Ogni affermazione di conoscenza è sempre una visione della situazione gravata dall'incertezza e avente la possibilità di differenza. Chi interviene è dentro la situazione, non esterno come spettatore. "L'attore è in essa e in transazione con essa" (Schön, 1993). L'orientamento più condiviso è quindi quello in cui l'abilità di un professionista parte dalle sue conoscenze teoriche di base per convertirle in servizi professionali adattati alle esigenze uniche del sistema cliente.

È chiaro che stiamo parlando di un certo rapporto tra cliente e professionista, un rapporto dove il cliente è al centro dell'interesse, un rapporto alla pari. Questo spostamento di prospettiva è dovuto al nuovo concetto di Salute, intesa come un patto stretto tra il cittadino e chi eroga il servizio. Sono cambiati la prospettiva e la visione del rapporto fra operatore e cliente/paziente, ponendo al centro l'uomo e le sue necessità, acconsentendo al cliente di partecipare insieme al professionista all'indagine sulla situazione che lo ha spinto a interpellarlo. In un contratto riflessivo diventa fondamentale la centralità del cliente, infatti il professionista offre prestazioni competenti per aiutare il cliente a capire il significato della sua consulenza e il fondamento logico delle sue azioni e, allo stesso tempo, a comprendere i significati che dette azioni hanno per lui.

L'esercizio professionale: criteri guida

La passate stagioni che hanno accompagnato questi importanti processi passando dai diritti ai doveri di una professione hanno focalizzato l'attenzione su alcuni criteri guida per l'esercizio professionale. I criteri sono: il profilo professionale, l'ordinamento didattico di base e post-base, il codice deontologico. Nella loro determinazione si possono già intravedere quali criteri si rivelino un ostacolo, determinati dal limite delle competenze previste per altre professioni, come appunto avviene per i medici e per gli altri professionisti sanitari laureati. Infatti l'atto della prescrizione medica, prevista nelle varie situazioni, è previsto in maniera disomogenea nei diversi profili professionali rispetto alla propria area collaborante e dell'autonomia. Lo spazio dell'autonomia viene dilatato o limitato a seconda che si lavori "in riferimento alla diagnosi e alla prescrizione medica", come per le professioni della riabilitazione, o "su prescrizione medica", come ad esempio per i tecnici di radiologia; per gli infermieri invece, che devono garantire "l'atto e l'esecuzione" e che "partecipano all'identificazione dei bisogni", si restringe l'autonomia alla partecipazione in un rapporto di collaborazione o in équipe.

È significativo che il concetto di autonomia venga legato al concetto di responsabilità in un dualismo che sottende come non ci si possa dichiarare autonomi se, contestualmente, non si accetti la condizione di dover rispondere, in modo completo e pertinente, del proprio operato e, viceversa, non si può essere responsabili se non si può esercitare con autonomia il proprio potere decisionale. Il concetto di autonomia ha insiti in sé il concetto di discrezionalità delle scelte operative e la relativa assunzione di responsabilità, le competenze nella valutazione dei bisogni, la capacità di pianificare gli interventi e di verificarne i risultati. Tutto ciò ha comportato un cambiamento in quello che sono il Sistema e l'agire delle varie professioni, creando a volte degli sconfinamenti in zone di confine non precisamente delineate. Si è assistito all'interno di ciascuna professione a una riflessione critica dello specifico agire che tenesse conto anche dei cambiamenti dei processi di diagnosi, cura e riabilitazione come dello stesso concetto di salute. È in atto un ampio dibattito su concetti quali appropriatezza, evidenze scientifiche e linee guida volto a ottenere una accurata valutazione delle priorità che si intendono perseguire nei servizi offerti per un sistema professionale che riconosca come obiettivi prioritari l'erogazione di servizi e prestazioni basati sulla programmazione, la verifica dei risultati e l'implementazione continua della qualità.

Nello specifico del settore sanitario l'appropriatezza degli interventi non può essere disgiunta da una valutazione sia dell'efficacia clinica sia dell'efficacia organizzativa, assi fondanti del circolo della qualità, in quanto questi elementi sono in un rapporto di strettissima interdipendenza funzionale. Nell'ambito dell'appropriatezza si può nettamente differenziare l'appropriatezza clinico–terapeutica, riferita a scelte in linea con le evidenze disponibili delle procedure e delle terapie in grado di massimizzare i benefici per ciascun paziente, dall'appropriatezza organizzativa, che è invece dipendente dai modelli gestionali. Si propongono quindi linee guida come strumenti operativi multidisciplinari e multiprofessionali per modificare e uniformare i comportamenti dei professionisti. L'approccio multiprofessionale consente inoltre di mettere la centralità del cliente come focus di interesse di ogni intervento che appare condizionato dalla capacità di lavorare in squadra. L'attuazione della laurea specialistica per le nostre professioni, in applicazione del completamento del ciclo di studi, apre un'importante strada per ulteriori obiettivi legati agli aspetti della ricerca, della didattica e del management. In realtà, a tutt'oggi, tali modelli tanto attesi sono stati realizzati in modo difforme, disomogeneo sia nelle diverse realtà territoriali sia fra le diverse categorie professionali. Il progetto di Educazione Continua in Medicina (ECM), avviato in Italia per tutte le professioni sanitarie, si inserisce in questo percorso dello sviluppo delle professioni della salute come un evento di eccezionale portata che può migliorare la qualità dell'assistenza nel nostro Paese e rappresenta una sfida per i singoli professionisti, per gli organismi e le associazioni professionali che li rappresentano, per le società scientifiche. Inoltre conferma il ruolo di "garanti" per Ordini, Collegi e Associazioni Professionali impegnati anche sull'accreditamento del professionista previsto in un progetto di Anagrafe delle Professioni consultabile dal cittadino stesso. Da tutto ciò ne consegue un nuovo impegno per Ordini, Collegi e Associazioni Professionali per favorire i processi di miglioramento continuo della qualità come promotori di una nuova cultura della responsabilità e del giusto riconoscimento dell'eccellenza professionale. Malgrado si registrino alcune aree critiche all'interno del processo di trasformazione e di evoluzione delle professioni della salute, come dimostra l'impasse incontrato nell'approvazione degli Ordini Professionali previsti dalla Legge 1 febbraio 2006, n. 43, sembra irreversibile la tendenza a un modello professionale e multiprofessionale che voglia affrontare le sfide poste dalle società post-moderne, attuando il raggiungimento dell'appropriatezza e della qualità degli interventi per il ben-essere del cittadino ormai al centro del modello di cura.

Evoluzione normativa e organizzativa

Lo sviluppo della professione logopedica è avvenuto, nel corso degli ultimi 15 anni, grazie anche alle profonde trasformazioni culturali, normative e organizzative all'interno del sistema salute e, più profondamente, nello stesso concetto di salute.

Tali cambiamenti sono legati, come è avvenuto sempre anche nel passato, a motivi politici, sociali ed economici ed è interessante osservare le differenze fra i diversi periodi per comprendere pienamente il significato di questi cambiamenti.

Primo periodo (XIX sec.)

Durante gli anni dall'Unità d'Italia alla fine del XIX secolo, la salute individuale era considerata un problema riservato alla sfera privata dell'individuo e anche l'aspetto riabilitativo, in quanto tale, era trascurato se non per l'esistenza dei primi ausili per deficit motori e sensoriali. L'intervento statale era limitato a forme marginali di beneficenza e controllo sociale dei malati poveri e, in questa realtà, l'unica possibilità per i "diversi" era l'istituzionalizzazione in istituti specializzati con funzione prettamente scolastico–educativa.

L'organizzazione sanitaria era più che altro una regolamentazione - amministrazione nella quale l'elemento amministrativo era predominante su quello tecnico-sanitario.

Da un punto di vista normativo cominciarono a costituirsi le prime associazioni di mutuo soccorso e con la Legge 22 dicembre 1888, n. 5849 "Tutela della igiene e della sanità pubblica", nota come legge Crispi–Pagliani, nasceva la condotta medica e venivano dettate una serie di norme igienico–sanitarie per la cura delle abitazioni assicurando anche alcune forme di assistenza alla popolazione.

Caratteristica peculiare di questo periodo era la posizione assolutamente dominante assunta, sull'intero settore sanitario, dalla professione medica che aveva cominciato a esercitare la sua dominanza, a partire dalla fine dell'Ottocento, su un numero crescente di occupazioni sanitarie.

Il potere che la professione medica ha instaurato nei confronti delle altre occupazioni sanitarie ha assunto, nel tempo, varie forme: in ambito gerarchico, nelle organizzazioni sanitarie complesse come gli ospedali; in ambito funzionale, esercitando direttamente il controllo sulle diverse fasi del processo di cura; in ambito scientifico, attraverso la diffusione del sapere medico all'interno delle Facoltà di Medicina; in ambito istituzionale, attraverso la diretta partecipazione ai momenti decisionali politico–amministrativi.

Secondo periodo (XX sec.: 1900 - 1980)

Dall'inizio del 1900 alla fine degli anni '70 si è assistito ai primi profondi cambiamenti. Con l'inizio del XX secolo, infatti, la salute è diventata essenzialmente un problema sociale e politico, determinato dallo scontro tra capitale e lavoro e il suo controllo dipendeva dai rapporti di forza tra il proletariato, la borghesia e l'apparato statale. Durante il periodo bellico si sviluppò un concetto di sanità pubblica non più concepita come problema unicamente di ordine pubblico.

Nel 1938 ci fu la prima riforma ospedaliera, che sostanzialmente non fu una vera e propria riforma quanto piuttosto una riorganizzazione degli ospedali in base alle nuove conoscenze mediche. Il modello organizzativo della sanità rimase sostanzialmente quello della legge Crispi-Pagliani ancora per diversi anni. Nel 1947, con l'approvazione della Costituzione della Repubblica Italiana, venne riconosciuto "il diritto alla salute come fondamentale diritto dell'individuo e interesse della collettività". Solo quando, nel 1958, venne istituito il Ministero della Sanità iniziò un periodo di reale trasformazione. La prima riforma repubblicana vera e propria in materia di sanità si ebbe nel 1968 con la Legge n. 132, nota come legge Mariotti, con la quale venne uniformata l'assistenza ospedaliera. Gli ospedali passarono da Opere Pie a Servizi di Pubblica Assistenza. La gestione degli ospedali fino ad allora era affidata al consiglio d'amministrazione che aveva scarse esperienze in ambito ospedaliero e curava di più l'aspetto amministrativo; la legge Mariotti, per sopperire a questa manchevolezza, istituì il Consiglio dei Sanitari.

Durante questi anni la professione medica si andò consolidando ed estese il proprio potere controllando diversi processi organizzativi, tra cui anche quello di proliferazione delle occupazioni sanitarie.

È proprio durante questi anni che la riabilitazione e le relative tecniche di rieducazione cominciarono a diffondersi e raggiunsero un grande sviluppo a seguito del secondo conflitto mondiale, parallelamente al manifestarsi in Europa e America della poliomielite. Vi è inoltre da imputare allo sviluppo industriale una maggiore incidenza di traumi, specie sul lavoro, con esiti invalidanti nella gran parte dei casi, fenomeno questo che, indirettamente, ancor oggi è uno dei fattori principali che influenzano la medicina riabilitativa.

Nacque l'esigenza di creare grandi centri della rieducazione per motulesi inizialmente nei paesi più socialmente progrediti e si manifestò, al termine del secondo conflitto mondiale, in maniera diversa tra i vari Stati. In America, Australia, Sud Africa e Nuova Zelanda avvenne con l'istituzione, presso le università, di apposite facoltà di medicina riabilitativa per l'insegnamento e la ricerca nel campo della riabilitazione e dell'invalidità fisica. In Italia vennero inizialmente promossi servizi di rieducazione funzionale e professionale per invalidi di varia natura da parte di enti locali (Comune e Provincia), della Croce Rossa Italiana, di istituti assicurativi (INAIL) o di associazioni private (AIAS, Don Gnocchi) e solo successivamente furono istituite scuole di formazione professionale.

L'evoluzione del concetto di salute, considerato ancora come assenza di malattia, e il periodo bellico influenzarono profondamente le prime esperienze riabilitative che si svilupparono, di conseguenza, per settori specifici di patologia (funzioni locomotorie, deficit sensoriali) ma ebbero comunque il merito di introdurre il concetto di "recupero", fino a quel momento ignorato.

La logopedia, in questo periodo, aveva un carattere ancora prevalentemente educativo-didattico e veniva esercitata attraverso l'assistenza ai sordi e ai bambini con deficit psico-fisici, specialmente nelle scuole e negli istituti speciali. Con l'istituzione dei corsi universitari cominciò a delinearsi il carattere più sanitario della logopedia.

Terzo periodo (XX sec.: 1980 – 1990)

Il terzo periodo che andiamo a considerare ha inizio con l'istituzione del Sistema Sanitario Nazionale (SSN), con la Legge 23 dicembre 1978, n. 833, inteso come complesso delle funzioni e delle attività assistenziali dei servizi sanitari regionali e delle altre funzioni e attività svolte dagli enti e istituzioni di rilievo nazionale. La nuova organizzazione ha visto il definitivo superamento del sistema mutualistico–ospedaliero e la realizzazione di un pluralismo organizzativo grazie all'articolazione territoriale del Sistema Sanitario. È durante questi anni che viene raggiunta la maturazione del pensiero e della coscienza riabilitativa e dall'attenzione alle funzioni si passa all'attenzione alla persona. Per la prima volta la salute diviene ufficialmente uno "stato di benessere" e vengono introdotti i concetti di prevenzione, cura e riabilitazione. La salute diviene formalmente un problema collettivo e non privato e individuale, un diritto di tutti e non una beneficenza fatta ai poveri, un problema di prevenzione più che di riparazione.

A partire dagli anni '80 la posizione assunta dalla professione medica nei confronti delle altre occupazioni sanitarie è stata investita da una serie di fattori di cambiamento che, nel loro insieme, suggerivano già l'idea che fosse in corso la transizione verso una nuova fase.

Una delle condizioni che ha favorito il cambiamento fu il processo di riforma dei sistemi sanitari avviato in molti paesi negli anni '90 e diretto principalmente a controllare i costi e la qualità dei servizi sanitari. L'avvento del managerialismo nella sanità, la nuova attenzione ai costi e all'efficienza e i meccanismi concorrenziali hanno contribuito allo smantellamento delle vecchie gerarchie professionali e alla loro sostituzione con un modello di organizzazione del lavoro multi- e interprofessionale che finalmente riesce a valorizzare il contributo di tutte le professioni sanitarie.

Anche il riconoscimento giuridico delle figure professionali sanitarie ha, in quegli anni, subito profonde trasformazioni. L'impianto normativo era di carattere pubblicistico e il dipendente pubblico aveva un suo stato giuridico che risentiva ancora pesantemente delle norme contenute all'interno del DPR 10 gennaio 1957, n. 3, "Testo unico delle disposizioni concernenti lo statuto degli impiegati dello Stato", e del regio Decreto 27 luglio 1934, n. 1265.

Nel 1979 il DPR n. 761 ha regolamentato lo stato giuridico del personale del SSN che comunque, per la vigenza del già citato Regio Decreto n. 1265 del 1934, rimaneva personale ausiliario. Solo il DPR 7 settembre 1984, n. 821 decretò le attribuzioni del personale non medico addetto ai Presidi, Servizi e Uffici delle Unità Sanitarie Locali (USL), precisando le funzioni di tutte le figure inquadrate che videro delineate le loro attribuzioni in modo ampio. All'interno del ruolo sanitario veniva individuato il personale con funzione di riabilitazione classificandolo come operatore professionale di prima categoria collaboratore o coordinatore e, nel caso dei massofisioterapisti, come operatori professionali di seconda categoria. Le prestazioni riabilitative diventarono un diritto per tutti i cittadini ma cominciarono a venire erogate con situazioni territoriali di grande disomogeneità.

Quarto periodo (XX sec.: dall'inizio degli anni '90 ad oggi)

Nel periodo compreso tra l'inizio degli anni '90 e oggi avviene la vera rivoluzione. Si afferma e consolida il concetto di salute dell'individuo come condizione di benessere fisico, psicologico e sociale. Si affermano i principi di universalità degli utenti, uguaglianza, globalità degli interventi e partecipazione democratica del cittadino/utente.

I parametri di Maastricht avevano imposto ai vari paesi dell'Unione Europea la riduzione del debito pubblico, realizzabile attraverso una riduzione degli sprechi e un incremento dell'efficienza e dell'efficacia, quale condizione indispensabile per partecipare all'unione economico-monetaria europea. Il conseguente mutamento, previsto dalla riforma, avvenne trasformando le USL e i grandi ospedali in Aziende dotate di autonomia finanziaria, gestionale, patrimoniale, amministrativa, contabile e tecnica diretta da un manager, con poteri importanti.

Anche il concetto di riabilitazione cambia, diventando un processo di educazione e rieducazione con cui portare la persona disabile a raggiungere il miglior livello di vita possibile sul piano fisico, psichico, funzionale, sociale ed emozionale.

In questo contesto vengono emanati una serie di atti normativi che hanno riformato radicalmente il SSN. Il 30 dicembre 1992 viene approvato il decreto legislativo n. 502 "Riordino della disciplina in materia sanitaria", nota come riforma De Lorenzo, all'epoca Ministro della Sanità.

Nel D.Lgs. 502/92 all'articolo 6, comma 3, viene individuato un nuovo percorso formativo del personale sanitario, infermieristico, tecnico e della riabilitazione che fino ad allora era stato molto variegato e disomogeneo. Nello stesso articolo viene sancito che il Ministro della Sanità debba individuare con proprio Decreto le figure da formare e i relativi profili. Tra il 1994 ed il 2001 vengono individuate, con i Decreti di seguito elencati, le seguenti figure professionali dell'Area della Riabilitazione: DM 666/94 podologo, DM 741/94 fisioterapista, DM 74/94 logopedista, DM 743/94 ortottista, DM 56/97 terapista neuro-psicomotricista, DM 136/97 terapista occupazionale, DM 520/98 educatore professionale, DM 182/01 tecnico della riabilitazione psichiatrica.

Accertato ormai che il funzionamento del SSN dipende dal contributo che ogni categoria di operatori riesce a dare, il ruolo svolto da tutte le professioni è ormai diventato insostituibile, in quanto permette di mantenere un alto livello di attività assistenziale, preventiva e riabilitativa.

La Legge 26 febbraio 1999, n. 42 ha sancito, con il superamento del Regio Decreto del 1934, la scomparsa delle professioni sanitarie ausiliarie, considerate di supporto alle professioni sanitarie di antica istituzione, e l'affermazione di professioni sanitarie a tutti gli effetti, con dignità propria e conseguenti responsabilità.

L'abolizione dei mansionari, prevista dalla stessa legge, è l'ulteriore conferma dell'affermarsi di un concetto moderno e dinamico dello specifico campo di intervento delle professioni sanitarie definito, ormai sempre più chiaramente, dal profilo professionale, dall'ordinamento didattico e dal codice deontologico.

Il Profilo Professionale, DM 14 settembre 1994, n. 742, è stato il primo tentativo di recitarne esattamente le competenze, profilo peraltro che introduce il concetto principale di Bilancio e Valutazione Logopedica come atti fondamentali che precedono ogni attività riabilitativa. Altro concetto fondamentale è la dovuta attività di verifica dell'efficacia terapeutica, mettendo così in primo piano la totale autonomia dell'operatore: dalla definizione del problema di salute alla stesura del programma riabilitativo e la successiva verifica di quanto ottenuto. Viene inoltre dichiarata la natura dell'attività del logopedista definita preventiva, educativa e riabilitativa. Ampio risalto viene inoltre dato anche alle attività riferite allo studio e alla didattica e all'attività di consulenza, specificando che l'attività professionale può essere svolta in strutture sanitarie pubbliche o private, in regime di dipendenza o di libera professione.

Il profilo professionale del logopedista (DM 14 settembre 1994, n. 742)

In particolare il Decreto Ministeriale recita quanto segue:

"L'attività del logopedista è volta all'educazione e alla rieducazione di tutte le patologie che provocano disturbi della voce, della parola, del linguaggio orale e scritto e degli handicap comunicativi.

In riferimento alla diagnosi e alla prescrizione del medico, nell'ambito delle proprie competenze, il logopedista:

a) elabora, anche in équipe multidisciplinare, il bilancio logopedico volto all'individuazione e al superamento del bisogno di salute del disabile;

b) pratica autonomamente attività terapeutica per la rieducazione funzionale delle disabilità comunicative e cognitive, utilizzando terapie logopediche di abilitazione e riabilitazione della comunicazione e del linguaggio;

c) propone l'adozione di ausili, ne addestra all'uso e ne verifica l'efficacia;

d) svolge attività di studio, didattica e consulenza professionale nei servizi sanitari e in quelli dove si richiedono le sue competenze professionali;

e) verifica le rispondenze della metodologia riabilitativa attuata agli obiettivi di recupero funzionale.

Il logopedista svolge la sua attività professionale in strutture sanitarie, pubbliche o private, in regime di dipendenza o libera professione."

Il 18 giugno 1999 viene approvato il D.Lgs. sulle "Norme per la razionalizzazione del Servizio Sanitario Nazionale". Tale disposizione aveva lo scopo di modificare e integrare la precedente riforma sanitaria di cui viene però ampiamente confermata l'impostazione liberista e federalista. L'obiettivo era quello di razionalizzare, riorganizzare e rafforzare il modello già esistente.

Con il D.Lgs. 18 giugno 1999, n. 229 lo Stato Italiano ha stabilito anche che la partecipazione alle attività di Formazione Continua dei professionisti della salute costituisce requisito indispensabile per svolgere attività professionale, in qualità di dipendente o libero professionista, per conto delle Aziende Ospedaliere, delle Università, delle USL e delle strutture sanitarie private.

La Formazione Continua è diventata quindi un presupposto essenziale all'esercizio professionale, e il programma nazionale ECM definisce le attività finalizzate a migliorare le competenze dei professionisti con l'obiettivo di garantire efficienza, efficacia e appropriatezza all'assistenza erogata dal Servizio Sanitario Nazionale.

Dopo i decreti di equipollenza (DM 27 luglio 2000, n. 340), che hanno individuato i titoli conseguiti in base al precedente ordinamento validi ai fini dell'esercizio professionale e della formazione post-base, il 10 agosto 2000 venne promulgata la Legge n. 251 intitolata "Disciplina delle professioni sanitarie infermieristiche, tecniche, della riabilitazione, della prevenzione nonché della professione ostetrica".

Le modifiche normative che erano maturate in materia di professioni sanitarie comportarono la necessità di intervenire anche sulle condizioni di esercizio dell'attività, sia essa in regime di libera professione che di lavoro dipendente, al fine di renderle adeguate alla diversa natura e alle differenti caratteristiche.

L'individuazione di servizi autonomi con responsabilità dirigenziale per tutte le aree delle professioni del comparto è premessa fondamentale per il raggiungimento dei livelli di autonomia e di qualificazione degli operatori e affianca concretamente l'analoga progressione alla quale dette professioni sono andate incontro con la riforma del loro percorso formativo mediante l'istituzione delle lauree (triennali e specialistiche), di cui al Decreto interministeriale del 2 aprile 2001, e dell'esercizio professionale, di cui alle Leggi 26 febbraio 1999, n. 42 e 10 agosto 2000, n. 251.

La Legge n. 251/2000 è composta di sette articoli, dei quali quattro dedicati a ciascuna delle professioni sanitarie: infermieristiche l'articolo 1, riabilitative l'articolo 2, tecnico-sanitarie l'articolo 3, tecniche della prevenzione l'articolo 4. L'articolo 2, relativo alle professioni sanitarie riabilitative, afferma che "gli operatori delle professioni sanitarie dell'area della riabilitazione svolgono con titolarità e autonomia professionale, nei confronti dei singoli individui e della collettività, attività dirette alla prevenzione, alla cura, alla riabilitazione e a procedure di valutazione funzionale al fine di espletare le competenze proprie previste dai relativi profili professionali".

La legge fa rilevare la piena "titolarità e autonomia professionale" a cui aggiunge, nell'ambito delle competenze delineate dal profilo professionale, una significativa e fondamentale integrazione: l'attribuzione all'apertura di quelle che vengono chiamate "procedure di valutazione professionale", ovvero l'analisi delle condizioni di salute del paziente sotto il profilo della funzionalità dei suoi organi interessati dalla pratica riabilitativa da effettuarsi preventivamente all'intervento.

La legge poi, al secondo comma dell'articolo 2, assegna allo Stato e alle Regioni il compito di promuovere "lo sviluppo e la valorizzazione delle funzioni delle professioni sanitarie dell'area della riabilitazione al fine di contribuire, anche attraverso la diretta responsabilizzazione di funzioni organizzative e didattiche, alla realizzazione dal diritto alla salute del cittadino, al processo di aziendalizzazione e al miglioramento della qualità organizzativa e professionale nel SSN, con l'obiettivo di un'integrazione omogenea con i servizi sanitari e gli ordinamenti degli altri Stati dell'Unione Europea".

Dal dettato normativo si ricavano due fondamentali riconoscimenti:
- la possibilità di attribuire al personale della riabilitazione una diretta responsabilità di funzioni organizzative e didattiche attraverso l'introduzione della figura dirigenziale;
- la consapevolezza che tale attribuzione è coerente e funzionale agli obiettivi di tutela di salute del cittadino e di miglioramento del servizio e della qualità del SSN.

L'ultimo atto normativo che conclude il percorso di professionalizzazione è la Legge 1 febbraio 2006, n. 43 che detta "Disposizioni in materia di professioni sanitarie infermieristiche, ostetriche, riabilitative, tecnico-sanitarie e della prevenzione e delega al Governo per l'istituzione dei relativi Ordini Professionali".

La legge istituisce gli ordini di tutte le professioni sanitarie previste ai sensi della Legge 10 agosto 2000, n. 251 e rappresenta il traguardo di un periodo di storia nel quale è stato costruito un mondo di valori e una identità professionale che ha consentito a tanti professionisti di passare da uno stato di occupazione ad uno di professione con proprie discipline e dignità.

Gli ordini che dovranno essere costituiti dovranno essere organismi dinamici che tutelino innanzitutto il cittadino per la qualità e appropriatezza delle cure che riceve e che garantiscano, promuovano e sostengano regole chiare e uniformi relative all'esercizio professionale, all'etica e alla deontologia delle professioni della salute.

Norme giuridiche

Decreto del Presidente della Repubblica (DPR) 10 gennaio 1957, n. 3 - Testo unico delle disposizioni concernenti lo statuto degli impiegati dello Stato

Decreto del Presidente della Repubblica (DPR) 20 dicembre 1979, n. 761 - Stato giuridico del personale delle Unità Sanitarie Locali

Decreto del Presidente della Repubblica (DPR) 7 settembre 1984, n. 821 - Attribuzioni del personale non medico addetto ai Presidi, servizi e uffici delle Unità Sanitarie Locali

Decreto interministeriale 2 aprile 2001 - Determinazione delle classi delle lauree universitarie delle professioni sanitarie

Decreto legislativo 30 dicembre 1992, n. 502 - Riordino della disciplina in materia sanitaria, a norma dell'articolo 1 della legge 23 ottobre 1992, n. 421, Gazzetta Ufficiale della Repubblica Italiana n. 4 del 07/01/1993, Supplemento ordinario

Decreto legislativo 18 giugno 1999, n. 229 - Norme per la razionalizzazione del Servizio sanitario nazionale, a norma dell'articolo 1 della legge 30 novembre 1998, n. 419, Gazzetta Ufficiale della Repubblica Italiana n. 165 del 16/07/1999, Supplemento Ordinario

Decreto ministeriale 14 settembre 1994, n. 666 - Profilo professionale del podologo, Gazzetta Ufficiale della Repubblica Italiana N. 6 del 09/01/2005

Decreto ministeriale 14 settembre 1994, n. 741 - Profilo professionale del fisioterapista, Gazzetta Ufficiale della Repubblica Italiana N. 6 del 09/01/2005

Decreto ministeriale 14 settembre 1994, n. 742 - Profilo professionale del logopedista, Gazzetta Ufficiale della Repubblica Italiana N. 6 del 09/01/2005

Decreto ministeriale 14 settembre 1994, n. 743 - Profilo professionale dell'ortottista–assistente in oftalmologia, Gazzetta Ufficiale della Repubblica Italiana N. 6 del 09/01/2005

Decreto ministeriale 17 gennaio 1997, n. 56 - Profilo professionale del terapista della neuropsicomotricità dell'età evolutiva, Gazzetta Ufficiale della Repubblica Italiana N. 61 del 14/03/1997

Decreto ministeriale 17 gennaio 1997, n. 136 - Profilo professionale del terapista occupazionale, Gazzetta Ufficiale della Repubblica Italiana N.119 del 24/05/1997

Decreto ministeriale 8 ottobre 1998, n. 520 - Profilo professionale dell'educatore professionale, Gazzetta Ufficiale della Repubblica Italiana n. 98 del 28/04/1998

Decreto ministeriale 27 luglio 2000 - Equipollenza di diplomi e di attestati al diploma universitario di logopedia, ai fini dell'esercizio professionale e dell'accesso alla formazione post-base

Decreto ministeriale 29 marzo 2001, n. 182 - Profilo professionale del terapista della riabilitazione psichiatrica, Gazzetta Ufficiale della Repubblica Italiana n. 115 del 19/05/2001

Legge 22 dicembre 1888, n. 5849 - Tutela dell'igiene e della sanità pubblica

Legge 12 febbraio 1968, n. 132 - Enti ospedalieri e assistenza ospedaliera

Legge 23 dicembre 1978, n. 833 - Istituzione del Servizio Sanitario Nazionale, Gazzetta Ufficiale della Repubblica italiana n. 360 del 28/12/1978, Supplemento ordinario

Legge 26 febbraio 1999, n. 42 - Disposizioni in materia di professioni sanitarie, Gazzetta Ufficiale della Repubblica italiana n. 50 del 02/03/1999

Legge 10 agosto 2000, n. 251 - Disciplina delle professioni sanitarie infermieristiche, tecniche, della riabilitazione, della prevenzione nonché della professione ostetrica, Gazzetta Ufficiale della Repubblica italiana n. 208 del 6 Settembre 2000

Legge 1 febbraio 2006, n. 43 - Disposizioni in materia di professioni sanitarie infermieristiche, ostetriche, riabilitative, tecnico-sanitarie e della prevenzione e delega al Governo per l'istituzione dei relativi Ordini professionale

Regio Decreto 27 luglio 1934, n. 1265 - Approvazione del testo unico delle leggi sanitarie

Letture consigliate

Autori Vari (2005) Legislazione Sanitaria e Sociale (X edizione). Edizioni Giuridiche Simone, Napoli

Beccarla F, Morchio MG (2004) La salute possibile. Manuale di sociologia per infermieri e altri professionisti della salute. Carocci Faber, Roma

Benci L (2002) Le professioni sanitarie (non mediche): aspetti giuridici, deontologici e medico-legali. McGraw–Hill, Milano

Borgo L (1999) La specificità logopedica: valutazione e bilancio, Atti del V Convegno Nazionale della Federazione Logopedisti Italiani. Del Cerro, Tirrenia

Boronovi E, Meneguzzo M (1985) Processi di cambiamento e di programmazione nelle Unità Sanitarie Locali. Giuffrè, Milano

Breda L, (1993) Logopedista: un percorso verso il riconoscimento giuridico della professione. In Gaveglio C, Vernero I (a cura di) Diritto di parola, Atti del II Convegno Nazionale della Federazione Logopedisti Italiani. Omega, Torino

Cosmacini G (2005) Storia della medicina e della sanità in Italia dalla peste nera ai giorni nostri. Laterza, Roma

Cuccurullo C (2002) La pianificazione strategica nelle aziende sanitarie pubbliche: metodologie e strumenti di elaborazione dei piani strategici. In Annessi Pessina E, Cantù E (a cura di), L'aziendalizzazione della sanità in Italia – Rapporto OASI 2001. Egea, Milano

Cuccurullo C (2003) Il management strategico nelle Aziende Sanitarie Pubbliche. McGraw–Hill, Milano

Dragonetti S (1984) Professioni sanitarie e arti ausiliarie delle professioni sanitarie. In Giannini MS, De Cesare G, Dizionario di diritto sanitario. Giuffrè, Milano

Gaveglio C, Vernero I (2000) Il logopedista, profilo di una Professione. Omega, Torino

Innecco A, Pressato L, Zabeo M (2005) Governare la formazione per la salute. I fabbisogni formativi per l'educazione continua in medicina. Il Pensiero Scientifico, Roma

Iorio M (1996) Le condizioni per l'esercizio legale della logopedia. Minerva Medico Legale, 2, 116. Ed. Minerva, Roma

Lega F (2001) Logiche e strumenti di gestione per processi in Sanità. McGraw–Hill, Milano

Ministero della Sanità (1998) Linee guida del Ministero della Sanità per le attività di riabilitazione. Gazzetta Ufficiale della Repubblica italiana, Serie Generale n. 124

Morin E (2004) Etica, il metodo. Raffaello Cortina, Milano

Pressato L (2003) Educazione continua in medicina. Stampato da Regione Veneto

Ricci S, Miglino A (2005) Medicina e società. Dalla tutela dell'integrazione fisica al diritto alla salute. Società Editrice Universo, Roma

Schön DA (1993) Il professionista riflessivo, per una nuova epistemologia della pratica professionale. Dedalo, Bari

Vasselli S, Filippetti G, Spizzichino L (2005) Misurare la performance del sistema sanitario. Proposta di una metodologia. Il Pensiero Scientifico, Roma

Zanolli S (2005) Una soluzione intelligente alle difficoltà quotidiane, creare reti di relazione per affrontare il caos di ogni giorno. Franco Angeli, Roma

Capitolo 2
La formazione nell'Unione Europea

Irene Vernero

L'istruzione di base dei logopedisti nell'Unione Europea è da sempre collocata nell'Università o comunque, e solo in poche realtà nazionali, a livello post-secondario superiore. In realtà la situazione europea è avviata ormai da alcuni anni verso un progressivo innalzamento del livello di studi necessario per esercitare la logopedia, pur con sensibili differenze fra i vari Paesi. Fanno eccezione, tra molte polemiche, solo l'Austria e la Germania, sede di corsi universitari altamente riconosciuti, ma dove coesistono anche corsi per accedere ai quali non è indispensabile essere in possesso del diploma di maturità di scuola secondaria superiore.

Il Processo di Bologna

Considerato il fatto che in ambito universitario i sistemi e le pratiche variano molto da un Paese europeo all'altro, un'apposita commissione della Comunità Europea, nell'ambito dei programmi Socrates ed Erasmus, ha predisposto un sistema di reciproco trasferimento dei crediti formativi, per garantire il riconoscimento accademico degli studi svolti nei diversi Paesi.

Nel 1998 è iniziato quel percorso che va sotto il nome di "costruzione di uno spazio europeo dell'istruzione superiore": Italia, Francia, Germania e Regno Unito ratificarono una prima intesa, poi sfociata nella Dichiarazione di Bologna del 19 giugno 1999, ora sottoscritta dai Ministri dell'Istruzione di 32 Paesi europei che hanno deciso di arrivare ad armonizzare i loro percorsi di studio e i titoli rilasciati in un lasso di tempo che va dal 2002 alla fine del decennio. L'ultima tappa in ordine di tempo è stata Londra, nel 2007.

Questo accordo tracciava le linee generali e imprescindibili all'interno delle quali si sarebbero mossi gli studi universitari/superiori in Europa. Punti qualificanti di questo progetto erano:
- l'adozione di un sistema di livelli facilmente comprensibili e comparabili;
- l'adozione di un sistema essenzialmente basato su due cicli principali;
- l'acccesso al secondo ciclo di studi dopo averne completato un primo della durata minima di 3 anni;

- la classificazione di un sistema di crediti per favorire gli scambi fra gli studenti dei diversi Paesi europei.

Tale sistema è denominato European Credit Transfer System (ECTS).

Il sistema dei crediti

Il sistema è basato su tre elementi di base: l'*informazione* sui programmi di studio e sui risultati ottenuti dallo studente; il *mutuo accordo* fra le istituzioni partner di diversa nazionalità e lo studente; l'*utilizzo di crediti in ambito di studio e ricerca*, dove per credito si intende un valore convenzionale.

I crediti ECTS sono capitalizzabili e trasferibili e il valore di un Credito Formativo Universitario (CFU) è generalmente pari a 25 ore del tempo/studente (quasi tutti i Paesi si allineano su questo volume di ore, qualcuno 24-30 ore, anche se non tutti i Paesi stanno già utilizzando appieno l'espressione in crediti). Il volume di lavoro di un anno di studi a tempo pieno è stabilito in 60 crediti ECTS.

Il sistema prevede tutta una serie di passaggi per rendere trasparenti i processi di mutuo riconoscimento dei diplomi e delle qualificazioni; uno studente che decida di seguire una parte degli studi in un'istituzione straniera rientrerà in una convenzione che le università di provenienza e di accoglienza avranno concluso per il trasferimento dei risultati e la registrazione dei voti ritrascritti secondo la scala dei voti ECTS.

I vantaggi di un sistema internazionale di accordo e mutuo riconoscimento sono evidenti:

- i crediti sono unità che superano tutti i moduli di formazione di altro genere inglobando, come si è detto, tutti i tipi di formazione;
- al fine di assicurare l'armonia europea, tutti i Paesi accettano che 60 crediti corrispondano alle conoscenze e competenze acquisite e riconosciute attualmente per un anno universitario a tempo pieno;
- il sistema dei crediti potrà essere applicabile a tutti i corsi che rilasciano titoli d'insegnamento superiore facilitando l'integrazione delle varie dimensioni: formazione iniziale e formazione continua, insegnamento a distanza e tecnologie d'informazione e della comunicazione, mobilità e attrazione fra università e Paesi diversi. Questo aspetto sembra particolarmente importante per l'Italia che continua ad avere percorsi formativi con denominazioni troppo particolari, ad esempio nel DM 22 ottobre 2004, n. 270 si parla di corsi di perfezionamento, alta formazione permanente e ricorrente e simili;
- l'applicazione del sistema ECTS dovrebbe permettere inoltre maggiore flessibilità nel modo di costruire il proprio iter di studi individualizzando i contenuti e facilitando al massimo la formazione internazionale dello studente;

- i titoli di studio (laurea e laurea magistrale) dovranno essere corredati, al momento del rilascio, dal "supplemento al diploma". Questo documento certificherà la carriera dello studente in coerenza con quanto avviene già in molti altri Paesi europei, consentendo una maggiore trasparenza dei curricula, anche ai fini di un efficace inserimento nel mondo del lavoro e una maggiore mobilità in tutti gli atenei d'Europa;
- un contratto di studi descriverà il programma che lo studente dovrà seguire, così come i crediti ECTS che gli saranno accreditati dopo aver soddisfatto tutte le condizioni previste (esami, valutazioni).

Laurea, Master e Dottorato in Europa

I principi del cosiddetto dispositivo LMD (Laurea – Master – Dottorato) sarà quindi nelle intenzioni degli europeisti un palinsesto degli studi organizzato su 3 livelli: *licenza* (laurea triennale per l'Italia), *master* (nel caso dell'Italia è difficile fare equivalenze dato che la laurea di 2° livello, che corrisponderebbe come crediti, non è specifica né in linea dopo quella di 1° livello per i soli logopedisti. Il master peraltro, di 1° o 2° livello a seconda che sia riservato a chi è in possesso dei primi 180 o 300 CFU, è invece il reale percorso professionalizzante specifico). *Dottorato*, che nel nostro Paese equivale a un titolo accademico relativamente breve, solitamente effettuato in attesa di iniziare un'eventuale carriera universitaria; anche qui la terminologia può trarre in inganno: nel resto del mondo il titolo di Phd (*Philosophy Doctor*) corrisponde a un percorso di studio e ricerca molto approfondito, non strettamente quantificabile in termini di durata (anche 4-5 anni). Al termine del suo percorso lo studioso è posto su un piano autorevole sia per quanto riguarda la ricerca che la docenza: negli USA, ad esempio, i due aspetti sono indissolubilmente connessi e i risultati della produzione scientifica sono legati ai finanziamenti che reggono il dottorato stesso.

Nel 2004 il Coordinamento Europeo dei Logopedisti (CPLOL/ECSTL) ha aggiornato i dati sull'istruzione di base dei logopedisti ponendo tre semplici quesiti ai Paesi membri, più la Svizzera in qualità di membro osservatore:

- quale livello di studi e competenze cliniche è necessario per esercitare la logopedia;
- quale livello è auspicato dall'Associazione rappresentativa;
- è abituale avere livelli diversi di formazione e, se sì, quali.

I risultati delle risposte sono riassunti nella seguente tabella (Tabella 2.1), che fotografa la situazione della durata degli studi di logopedia nei vari Paesi. In molte realtà nazionali per esercitare la professione è sufficiente il raggiungimento del primo grado degli studi, e cioè 180 CFU, ma possono seguire ancora uno o due anni di approfondimento.

Tabella 2.1. Durata e tipologia degli studi di logopedia in alcuni Paesi dell'Unione Europea

Inferiore alla maturità (quinquennale)	Laurea 3 anni	Laurea 4 anni*	Master 1 anno**	Master 2 anni
Austria	Belgio	Cipro	Belgio	Cipro
Germania (3 anni di studi superiori a livello universitario)	Danimarca			Danimarca
	Italia		Italia (master di I° livello)	Italia (laurea magistrale)
	Lussemburgo	Lussemburgo	Lussemburgo	
	Spagna			
	Svizzera	Svizzera		Svizzera
		Olanda	Olanda	
		Portogallo	Portogallo	
	Gran Bretagna	Gran Bretagna	Gran Bretagna	Gran Bretagna
		Irlanda	Irlanda	Irlanda
		Grecia	Svezia	Estonia
		Francia		Lettonia
				Finlandia

In tutta Europa, e in generale nel mondo, la terminologia dei vari titoli superiori è abbastanza uniformata, ma diversa da quella italiana.
*Il livello BA (Bachelor) è il primo livello di studi universitari e, in qualche modo, corrisponde al nostro livello di laurea triennale o vecchio ordinamento quadriennale.
**Il livello MA (Master) è quello superiore di 1-2 anni successivi al primo step di 3 anni e può essere equiparato alle nostre lauree magistrali.

Come risulta ben visibile da questo schema, negli ultimi dieci anni molti Paesi sono passati a corsi di studio molto consistenti e a un corrispondente innalzamento culturale della professione di logopedista. Si potrebbe discettare sugli indubbi effetti socio-economici, di immagine e appetibilità che una professione acquisisce nel momento in cui la sua formazione richiede alti livelli di studio e approfondimento (Tousijn, 1979). Qui preme sottolineare alcuni punti:
- ormai la maggior parte dei Paesi dell'UE ha corsi di studio superiori ai 180 CFU;
- nello stesso Paese possono esserci più livelli di studio successivi, ad esempio dopo l'istruzione di base possono esserci ulteriori gradi di approfondimento, come da noi i corsi di perfezionamento e i master di I° livello;
- eccetto l'Italia, nessun Paese prevede step successivi ai primi 180 CFU in ambito non specialistico: i livelli successivi sono sempre in linea con la cultura professionale specifica ed eventuali ulteriori qualifiche di tipo manageriale sanitario non vengono confuse con il titolo professionale specifico;

- la posizione di chiarezza adottata all'interno del CPLOL è stata quella di concordare su un livello minimo di studi che garantisca l'esercizio professionale, attualmente di 180 CFU che dovranno progressivamente essere elevati a 300 (la Risoluzione n. 9, Assemblea Generale Malmo, 2003, ricorda che secondo il CPLOL "la formazione iniziale dei logopedisti dovrebbe essere a livello Master", ovvero che per esercitare la logopedia dovrebbe essere prevista una formazione di 300 CFU).

La Direttiva Europea di regime generale di riconoscimento delle qualifiche

Altro cardine su cui si muovono le direttrici dell'istruzione superiore in Europa è la Direttiva 7 settembre 2005, n. 36 CE del Parlamento Europeo pubblicata in merito al riconoscimento delle qualifiche professionali per la libera circolazione dei servizi nel mercato interno, ivi compresi quelli sanitari.

Le considerazioni di ordine generale in premessa a questa norma sono da ricercare nei principi stessi della Costituzione Europea:

- l'eliminazione degli ostacoli alla libera circolazione di persone e servizi, che prevede, fin dal 1° Trattato di Roma del '54, la facoltà di esercitare, in modo autonomo o subordinato, una professione in uno Stato membro diverso da quello in cui si è acquisita la relativa qualifica professionale;
- la garanzia per il professionista migrante rispetto agli stessi diritti dei cittadini del Paese in cui desidera esercitare, fermo restando il rispetto di eventuali condizioni di esercizio non discriminatorie imposte dal Paese accettante, via via riviste alla luce dei progressi compiuti a livello comunitario;
- le agevolazioni sono garantite nella stretta osservanza della salute e della sicurezza pubblica e della tutela del consumatore;
- la costituzione di piattaforme professionali che garantiscano il minimo standard in materia di qualificazione, necessarie per garantire omogeneità di trattamento per quanto riguarda le prestazioni erogate nei vari territori con la previsione che, nel caso non si dovesse pervenire a questa definizione per ogni singola professione, in mancanza di armonizzazione siano i singoli Stati a porre i requisiti di accesso, con evidenti rischi per i professionisti dei Paesi più deboli o meno organizzati. Si parla in questo caso di regime generale per le professioni coperte da questo riconoscimento dei titoli. Un ruolo specifico è riconosciuto agli organismi nazionali maggiormente rappresentativi per effettuare questo coordinamento dei requisiti minimi e le relative certificazioni.

La direttiva prevede che non siano gli Stati ma le organizzazioni professionali maggiormente rappresentative a individuare la piattaforma comune che omogeneamente preveda il reciproco riconoscimento dei titoli. I singoli Paesi hanno avuto due anni di tempo, attualmente in scadenza, per adeguarsi e concordarla in modo da prevedere un livello base di abilitazione (*accademic degree*) mediante il quale un professionista emigrato possa esercitare. Ciò vale nei Paesi in cui il titolo è riconosciuto per legge, ma non tutti quelli aderenti all'UE sono in queste condizioni e inoltre alcuni hanno accordi particolari con altri Paesi del mondo (p.es. Portogallo – Brasile in quanto ex colonia); questo fatto può presentare notevoli conseguenze anche rispetto al minimo standard e al profilo logopedico europeo.

La Federazione Logopedisti Italiani (FLI) si trova da sempre in linea con i principi della libera circolazione ed è parimenti attenta al principio della qualità del professionista, della sua formazione, della tutela della salute e dell'appropriatezza delle cure cui ha diritto il cittadino.

L'opportunità fornita dalla normativa europea può far ipotizzare, per le associazioni maggiormente rappresentative della professione (la FLI in Italia con DM 14 aprile 2005 e la Legge 1 febbraio 2006, n. 43), la funzione di ente certificatore, che per esempio è già esercitata dall'*American Speech-Language Hearing Association* (ASHA) negli USA.

La Direttiva parla del ruolo importante che gli Ordini, le Associazioni rappresentative e le Federazioni Europee hanno per effettuare il "coordinamento dei requisiti minimi" (vedi considerandum 25 della citata Direttiva); questi organismi potranno rilasciare le "Carte Professionali" ai propri iscritti, nelle quali venga indicato l'intero curriculum, compreso l'istituto universitario di provenienza e le tappe salienti della carriera professionale, ad esempio la formazione continua e ulteriori titoli di studio e/o carriera. Il lavoro sin qui svolto dalla Federazione si presta perfettamente come base per questo nuovo strumento di trasparenza delle qualifiche, ricordando che l'espressione "coordinamento dei requisiti minimi" ha una diversa valenza rispetto a una "libera convergenza" dei vari Stati membri e magari di altri Stati ancora, come avvenne nella Dichiarazione di Bologna. Si può ragionevolmente ipotizzare la creazione di una *European Certification* o *Accreditation* che verrà attribuita, attraverso l'individuazione di requisiti minimi, dalle associazioni in base a criteri ben precisi. Naturalmente i criteri nazionali e quelli europei potrebbero non coincidere, specie in un primo momento, dove è possibile che lo standard richiesto a livello comunitario sia in realtà più elevato di quello richiesto a livello nazionale.

L'istruzione superiore del logopedista in Italia

In Italia il sistema di istruzione di base dei logopedisti ha una storia ormai di quasi quarant'anni, iniziata con le Scuole Triennali Dirette a Fini Speciali degli anni '70, poi evolute in modo naturale in diplomi universitari a inizio anni '90 e infine transitate in lauree triennali nel 2001 (DPR 10 marzo 1982, n. 162; L. 241/90; DM MIUR – Ministero della Sanità 2 aprile 2001). Con gli ultimi provvedimenti legislativi del Ministro Moratti prima e del Ministro Mussi poi, l'anno accademico 2007-2008 avrebbe dovuto vedere il passaggio dal sistema del 3+2 a quello 1+2+2, la cosiddetta riforma a Y (Decreto MIUR 22 ottobre 2004, n. 270).

Il sistema del 3+2, di ispirazione europea, viene quindi riconfermato con un diverso modello strutturale con l'eccezione, già prevista dalla Legge 3 novembre 1999, n. 509, per quelle aree, come quella medica, per le quali le direttive comunitarie impongono un percorso unitario.

Uno dei punti cruciali è la previsione di un anno in comune pari a 60 CFU dei 180 previsti per il triennio. In realtà lo spirito della riforma non è certamente quello di intaccare la finalità professionalizzante, che anzi è uno degli obiettivi primari dei percorsi triennali. Proprio per garantirne queste caratteristiche il tavolo tecnico voluto dal MIUR aveva a suo tempo avanzato un certo numero di modifiche, già passate al vaglio di tutti gli organi preposti:

- assegnazione di 30 CFU all'ambito professionalizzante specifico;
- vincolo di almeno 60 CFU dei 180 totali al tirocinio tecnico-pratico;
- riduzione dei CFU a disposizione dell'autonomia di ogni singolo Ateneo che, volendo, può sommare tutti i 30 CFU a disposizione ai 60 vincolati del tirocinio: con quest'ultima proposta si va verso l'esigenza, molto sentita anche dai professionisti, di garantire, pur nel rispetto dell'autonomia universitaria, una certa omogeneità ai percorsi formativi sul territorio nazionale.

Il bilancio che si può fare dal 2000 a oggi per quanto riguarda l'istruzione dei logopedisti, alla luce del processo di Bologna tuttora in corso e delle continue riforme degli studi in Italia, non è particolarmente chiaro e confortante. Non si vede un progetto di ampio respiro che, anche su tempi medio-lunghi, lasci immaginare un percorso di studi culturalmente valido, cioè una laurea magistrale che sappia dotare i giovani di solida preparazione metodologica e di attitudine alla ricerca, che fornisca i necessari approfondimenti eventualmente con delle specializzazioni nei settori cruciali dalle scienze della comunicazione e del linguaggio e del relativo recupero: l'afasia, la sordità, le compromissioni di natura neurologica, il linguaggio. Chi oggi può ragionevolmente pensare che le conoscenze necessarie possano esaurirsi in un ciclo di studi di base triennale o in un ulteriore anno di studio, come nei Master, senza nessun carattere di obbligatorietà e con notevoli difficoltà pratiche in merito alla frequenza per chi è ormai inserito nel mondo del lavoro?

In realtà, per quanto concerne la professione di logopedista, non può che essere vista in modo molto critico già questa ulteriore fase della riforma con la dicotomia professione *versus* metodologia e ricerca. L'orientamento normativo, sociale e organizzativo dei servizi sanitari dal Decreto legislativo 30 dicembre 1992, n. 502 non lascia dubbi rispetto al fatto che assistenza, lavoro clinico, ricerca finalizzata, miglioramento della qualità e qualità percepita siano ormai parametri strettamente embricati e indissolubilmente legati nella sanità di oggi.

In questo senso anche gli ultimi decreti del Ministro Mussi non fanno intravedere un futuro chiaro e orientato a un progetto di miglioramento e di ampio respiro per collocare in modo forte la logopedia italiana in Europa. Questi decreti si muovono nell'impalcatura della Riforma Moratti, DM 22 ottobre 2004, n. 270, prevedendo alcune modifiche formali e revisioni che sembrano non considerare i reali problemi in cui si dibattono gli Atenei del nostro Paese e determinati corsi di laurea in particolare.

Risulta importante non frazionare troppo gli insegnamenti e gli esami che gli studenti devono sostenere purchè non si tralasci la specificità professionalizzante degli ordinamenti didattici della salute (Decreto del 16 marzo 2007 comparso nella Gazzetta Ufficiale n. 155 del 6/7/07, non più di 20 esami e riduzione della frammentazione dei crediti e degli insegnamenti).

Finalmente si parla di insegnamenti affidati a professori o ricercatori inquadrati nei rispettivi settori scientifico-disciplinari, ma non si possono ignorare l'assenza desolante delle nuove figure professionali nella dinamica dei concorsi per il ruolo docente, la composizione delle commissioni giudicatrici, il ruolo essenziale fin qui svolto dai docenti logopedisti del SSN in base alle Intese Università-Regioni. Gli ultimi adempimenti normativi finiranno col mettere fortemente in crisi proprio gli insegnamenti professionalizzanti senza che si sia voluto provvedere a istituire un congruo numero di posti per il ruolo docente e per la ricerca che venga a modificare gli attuali equilibri, o meglio disequilibri, dei collegi docenti nei Corsi di Laurea in logopedia. Il nostro Paese, che si distingue come è ben noto per una normativa sovrabbondante, e quindi talvolta contraddittoria, aspetta una profonda riforma del ruolo docente e, di conseguenza, della fisionomia che dovrebbero assumere i corsi di studio più nuovi, ormai da molti anni vagheggiata ma rispetto alla quale siamo di fronte solo alla sospensione dei concorsi per il ruolo docente.

Appendice 2.1 - Minimum Standard Europeo

La revisione del Minimum Standard per l'educazione è stata completata dalla Commissione per l'Istruzione di base, approvata dall'Assemblea Generale, Riga 12 maggio 2007. (Traduzione italiana a cura di Rossella Muò e Irene Vernero)

Al fine di raggiungere le conoscenze, le abilità e le competenze richieste, così come delineate in seguito, il CPLOL ritiene necessario che il corso di studi in logopedia debba essere condotto a un livello accademico universitario o equivalente, in accordo con i principi della Carta di Bologna per la realizzazione dell'Area di Educazione Superiore Europea, tenendo conto delle istanze riportate nella Risoluzione n. 9 del CPLOL (G.A. Malmo, ottobre 2003).

Introduzione

Il CPLOL, tenendo in considerazione la descrizione completa della formazione professionale dei logopedisti così come è organizzata attualmente nei diversi Paesi membri, ritiene importante stabilire il livello minimo per quanto concerne l'istruzione di base.

Obiettivi di questo lavoro sono i seguenti:

- stabilire un livello minimo europeo per la formazione professionale del logopedista che da un lato consenta al CPLOL di valutare e analizzare i programmi formativi sia all'interno di uno stesso Stato che tra i diversi Stati e dall'altro possa fornire un aiuto quando si rende necessario considerare una nuova richiesta di ingresso all'interno del CPLOL;
- fornire una linea guida per gli Stati che desiderano costituire un nuovo corso di studi in logopedia;
- fornire una linea guida per gli Stati che desiderano riorganizzare la formazione professionale iniziale.

Alla luce degli sviluppi in campo formativo e professionale, il livello minimo della formazione è stato aggiornato per riflettere i cambiamenti avvenuti nell'approccio alla formazione e la descrizione delle competenze professionali del logopedista.

Principi

1. Si raccomanda che tutti gli obiettivi, i contenuti dei curricula e i metodi utilizzati per l'insegnamento della logopedia siano sempre in accordo con i principi della Carta Etica del CPLOL;
2. il programma dovrebbe formare un laureato che sia un professionista esperto della complessità della comunicazione umana e dei suoi disordini;
3. il programma dovrebbe condurre a un metodo scientifico, alla soluzione dei problemi e alla riflessione nella e sulla pratica;
4. lo studio dell'intervento terapeutico per e della valutazione dei disturbi comunicativi e dei disordini della deglutizione dovrebbe essere basato su un approccio scientifico o sulle evidenze;
5. il programma dovrebbe integrare l'insegnamento di nozioni teoriche, l'insegnamento di abilità secondo un metodo scientifico e l'insegnamento di come applicare in pratica le nozioni teoriche e includere elementi fondamentali di pratica clinica;
6. il programma dovrebbe condurre a una consapevolezza delle differenze sociali e culturali sia all'interno di uno Stato che tra i diversi Stati e il rispetto delle differenze tra le diverse società;
7. il programma dovrebbe permettere agli studenti di acquisire ed essere in grado di dimostrare conoscenze generali in tutti i campi, che consentano loro di lavorare con tutte le tipologie di clienti e con clienti di ogni età con disturbi della comunicazione e della deglutizione, anche per la prevenzione di tali condizioni morbose;
8. il programma dovrebbe rendere consapevoli gli studenti delle responsabilità legali ed etiche all'interno della loro pratica professionale e della necessità di agire in modo sicuro ed etico;

9. il programma dovrebbe fornire agli studenti gli strumenti per sapersi basare su evidenze e metodologia della ricerca ed essere in grado di portare avanti una ricerca di base;

10. il programma dovrebbe condurre gli studenti a saper applicare le capacità di risoluzione di problemi e le abilità in ambienti nuovi e non familiari;

11. il programma dovrebbe fornire agli studenti l'opportunità di imparare e studiare in un modo che sia il più possibile auto-direttivo o autonomo;

12. la qualifica dovrebbe consentire allo studente di accedere a un programma di ricerca post-laurea.

Punti principali

Un programma orientato allo studente significa che lo studente dovrebbe sviluppare ed essere in grado di dimostrare competenze.

Una competenza professionale può essere descritta come una integrazione di conoscenze, comprensione, abilità specifiche tematiche e abilità utilizzate dalla persona per funzionare secondo le richieste che gli vengono poste nello specifico contesto della logopedia (così come nei contesti della salute e della formazione).

Al termine del processo formativo lo studente dovrebbe aver acquisito ed essere in grado di dimostrare tutte le competenze proprie del logopedista. Durante il programma di studio lo studente impara e dimostra di possedere competenze a diversi livelli.

Le competenze professionali per gli studenti sono state categorizzate in tre aree di competenze:

1. Competenze di area A – Pratica clinica: prevenzione, presa in carico, trattamento e counselling; lavorare con e per il cliente e il suo entourage;

2. Competenze di area B – Organizzazione: lavorare all'interno e per un'organizzazione;

3. Competenze di area C – Professione: sviluppo della professione e della disciplina.

Competenze di area A
Pratica clinica: prevenzione, presa in carico, trattamento e counselling; lavorare con e per il cliente e il suo entourage.

• *Competenza 1: progettare e trasferire attività di prevenzione*
Il logopedista offre al cliente le attività di prevenzione primaria, secondaria e terziaria al fine di ridurre i rischi conseguenti al disturbo e/o le limitazioni nel portare avanti le attività.

• *Competenza 2a: fornire cura*
Il logopedista offre al cliente valutazione, diagnostica e terapia riabilitativa logopedica in modo professionale e sensibile per facilitare e/o rimuovere le difficoltà legate al disturbo e/o alle limitazioni.

• *Competenza 2b: trattamento, attività di counselling e consigli*
Il logopedista offre al cliente, alla famiglia/caregiver e al suo ambiente sociale trat-

tamento riabilitativo e consigli in modo professionalmente responsabile al fine di consentire al cliente un funzionamento al livello maggiore possibile e facilitare la partecipazione e le attività della vita quotidiana.
* *Competenza 3: coordinare le attività che riguardano il cliente*
Il logopedista coordina le attività concordate che riguardano il cliente e i gruppi di obiettivi in modo tale da far procedere le attività di prevenzione, cura, terapia, trattamento e couselling come un processo continuativo e integrato.

Competenze di area B
Organizzazione: lavorare all'interno e per un'organizzazione.
* *Competenza 4: lavorare efficacemente all'interno di un quadro organizzato o di un servizio*
Il logopedista contribuisce attivamente agli sviluppi e alle azioni politiche necessarie a salvaguardare la continuità della pratica o di continuità del servizio e l'integrità delle agenzie all'interno delle quali viene trasportata la terapia logopedica.
* *Competenza 5: controllare la pratica, il business, il reparto o il servizio (device)*
Il logopedista controlla il suo ruolo nell'attività pratica, nel business, nel reparto o nel servizio in modo professionale tale da assicurare una buona organizzazione dei servizi offerti.
* *Competenza 6: istruire e guidare colleghi, membri del gruppo e tirocinanti*
Il logopedista istruisce e guida i colleghi, i membri del gruppo e i tirocinanti nel rispetto della loro indipendenza e della loro responsabilità professionale cosicché i compiti professione-specifici rilevanti siano svolti in modo efficiente ed efficace all'interno dell'organizzazione.

Competenze di area C
Professione: sviluppo della professione e della disciplina.
* *Competenza 7: sviluppare la professione e le competenze professionali*
Il logopedista ricopre un ruolo attivo nel promuovere la consapevolezza della professione e lo sviluppo della professione e nel sostenere un livello standard per mantenere e sviluppare il livello qualitativo della professione.
* *Competenza 8: sviluppare metodi, tecniche, approcci scientifici e linee guida*
Il logopedista gioca un ruolo attivo nello sviluppo di nuovi metodi, nell'introdurre nuovi programmi, tecniche e linee guida per mantenere aggiornati attività di prevenzione, presa in carico, trattamento e counselling in riferimento agli attuali bisogni sociali, di salute e formativi.

Contenuti del curriculum della logopedia

Materie teoriche
Al fine di operare in condizioni di sicurezza, efficacia ed efficienza il logopedista necessita di una buona conoscenza delle strutture e delle funzioni dell'essere umano ri-

spetto alla comunicazione, all'alimentazione e alla deglutizione dello sviluppo fisiologico (scienze biomediche, scienze del linguaggio) e di tutti i disturbi che possono alterare tali funzioni (patologia foniatrico-logopedica) e dei diversi modi di identificare, studiare, analizzare, valutare e controllare tali disturbi, compreso l'invio a un altro professionista.

Deve inoltre essere in grado di analizzare il comportamento del paziente e il modo in cui il disordine influisce sulla sua vita (scienze del comportamento, inclusa la psicologia).

In aggiunta, il professionista dovrebbe contribuire all'avanzamento delle conoscenze sui disordini della comunicazione, dell'alimentazione e della deglutizione, sui metodi di valutazione e sulla pianificazione della risoluzione e del trattamento. Di conseguenza gli studenti necessitano di aiuto durante la formazione professionale che li porterà a diventare professionisti-ricercatori, che si sforzeranno continuamente di trovare e utilizzare le informazioni più aggiornate nelle diverse branche della loro professione.

"Il programma dovrebbe coprire i contenuti delle discipline di sostegno. Ciò dovrebbe fornire agli studenti una panoramica sui principali contenuti di ogni disciplina, e studi dettagliati di quelle teorie e di quegli approcci che sono rilevanti in modo diretto per la comprensione della comunicazione umana e dei suoi disturbi. Ogni studente dovrebbe avere chiaro il livello di rilevanza di ciascuna disciplina per lo studio della logopedia. Lo studio di ciascuna di queste discipline dovrebbe includere una componente pratica." (linee guida IALP, 1995).

Principali aree di studio:
- Scienze biomediche: gli studi in quest'area dovrebbero includere la conoscenza teorica dei seguenti aspetti: basi biologiche del linguaggio e della parola; anatomia e fisiologia; fisica della parola e acustica; scienze mediche cliniche quali neurologia, otorinolaringoiatria, pediatria, geriatria, psichiatria, ortodonzia, audiologia, foniatria, genetica e tecniche di ricerca.
- Scienze del linguaggio: gli studi in quest'area devono includere la linguistica (fonetica/fonologia, semantica e lessico, morfologia e sintassi, pragmatica), la psicolinguistica, la neurolinguistica, la sociolinguistica e il plurilinguismo.
- Scienze del comportamento: lo studio deve includere psicologia (dello sviluppo, clinica, cognitiva e sociale), neuropsicologia, scienze dell'educazione e sociologia.
- Patologia foniatrico-logopedica: rivolgendo particolare attenzione ai disturbi del linguaggio della fase dello sviluppo o acquisiti, inclusi afasia, disartria, disfonia, disfluenza, disturbi dell'alimentazione e disfagia, disturbi della lettura e della scrittura, malformazioni cranio-facciali, disturbi dell'apprendimento, disordini dello spettro autistico, disturbi della comunicazione di tipo emotivo-comportamentale, disturbi neurovegetativi, comunicazione aumentativa alternativa e disturbi dell'udito.
- Abilità di ricerca: la metodologia della ricerca scientifica dovrebbe essere presentata lungo il programma di studi. Queste abilità devono includere i seguenti

aspetti teorici: metodologia della ricerca e applicazione di metodi di analisi quantitativa e qualitativa; attività pratiche di osservazione, raccolta dati, trascrizione, misurazione, analisi e applicazione delle nuove informazioni e stesura di un report finale. Gli studenti devono avere conoscenze circa la disponibilità e l'utilizzo delle ricerche di efficacia ed efficienza del trattamento e di pratiche basate sull'evidenza della scienza e dei disturbi della comunicazione. Gli studenti devono essere in grado di accedere alle informazioni attraverso pubblicazioni scientifiche nazionali e internazionali.

- Sanità pubblica: lo studio di questa disciplina deve includere conoscenze di prevenzione, interazioni comunicative, edizioni di sanità e sicurezza, sistemi sanitari e organizzativi nazionali e internazionali e ruolo degli altri professionisti.

Pratica clinica ed elementi pratici del programma
La metodologia della logopedia deve coprire i principali aspetti dell'attività clinica: prevenzione, valutazione, diagnosi, intervento, rivalutazione e rinvio in seguito. Al fine di raggiungere competenze in diversi campi della metodologia, lo studente deve acquisire capacità cliniche che devono coprire le seguenti competenze:
- adattare il suo modo di comunicare al cliente e al suo entourage al fine di essere in grado di:
  - identificare la ragione per cui il cliente si presenta per la terapia;
  - identificare, descrivere e valutare la comunicazione del cliente e la sua competenza comunicativa;
  - delineare le conclusioni appropriate e formulare una diagnosi;
  - sviluppare un programma terapeutico e applicarlo;
  - valutare gli effetti dell'intervento/terapia;
- avere una completa conoscenza dei metodi di valutazione e di intervento appropriati per i diversi disturbi della comunicazione, dell'alimentazione e della deglutizione e delle tecniche e dei metodi di riabilitazione e terapia presenti, inclusi il counselling e l'intervento precoce;
- capire come collaborare con gli altri membri del gruppo interdisciplinare.

Attività di pratica professionale
Lo studio della logopedia deve includere una sufficiente quantità di attività pratica clinica professionale condotta sotto la responsabilità di un logopedista competente e qualificato. L'attività di tirocinio deve essere organizzata in modo tale da permettere allo studente di acquisire abilità generalizzabili e di stilare piani di lavoro dettagliati e appropriati per i bisogni del cliente.

a) Tirocinio pratico
Durante la formazione iniziale, gli studenti devono acquisire esperienza pratica per rivestire i diversi ruoli e funzioni che saranno richiesti nell'esercizio della professione: prevenzione, valutazione, diagnosi e trattamento dei disturbi della comunicazione.

Gli studenti dovranno ottenere esperienza pratica:
- lavorando sia con clienti di età evolutiva sia di età adulta che abbiano disturbi comunicativi dello sviluppo o acquisiti, funzionali e organici;
- valutando e gestendo disturbi dell'alimentazione e della deglutizione.

È di massima importanza tenere in considerazione la potenziale varietà dei disturbi così come menzionata nel paragrafo relativo alle materie teoriche.

b) Applicazione della teoria alla pratica

È importante che lo studente impari sia dal punto di vista teorico sia da quello pratico che ogni logopedista dovrebbe essere sia un clinico che un ricercatore. All'inizio della terapia dovrebbe considerare i modelli teorici rilevanti e valutare le abilità e i disordini comunicativi del cliente in modo da stilare un piano di lavoro adatto. Durante il corso del trattamento il logopedista deve saperne valutare gli effetti al fine di interpretarne gli esiti e poter fare degli aggiustamenti al piano di lavoro, se necessario, per seguire i progressi del cliente. A ogni stadio dell'intervento dovrebbe saper integrare le conoscenze teoriche all'attività pratica e riconoscere che la pratica arricchisce la conoscenza scientifica offrendo esempi, facilitando le registrazioni e mostrando i suoi limiti.

c) Valutazione degli esiti e del livello di apprendimento degli studenti

È importante monitorare regolarmente il progresso dello studente nel diventare un logopedista rispetto alle conoscenze teoriche e alle personali abilità pratiche e attitudini. Le competenze degli studenti devono essere valutate durante il programma rispetto alla crescita delle loro conoscenze, delle loro responsabilità e della loro abilità di trasferire tutto ciò in situazioni professionali più complesse e specifiche. Gli studenti devono essere valutati su ciò che viene loro insegnato e sulla disposizione clinica. Le abilità nella ricerca clinica applicata devono essere valutate attraverso una dissertazione o tesi scritta al termine del corso di studi.

d) Qualifica di docenti, tutor e affiancatori

e) Gli insegnanti che tengono corsi ai futuri logopedisti devono possedere una conoscenza globale della professione, dell'obiettivo delle attività e del ruolo e delle funzioni richieste al logopedista nella sua pratica professionale. I corsi di patologia della comunicazione e del linguaggio dovrebbero in primo luogo essere tenuti da logopedisti. Il tirocinio clinico dovrebbe essere supervisionato da un logopedista che abbia la perizia e l'esperienza clinica necessarie e, qualora necessario, sia iscritto all'albo professionale del proprio Paese.

Norme giuridiche

Decreto del Presidente della Repubblica (DPR) 10 marzo 1982, n. 162 - Riordinamento delle scuole dirette a fini speciali, delle scuole di specializzazione e dei corsi di perfezionamento
Decreto interministeriale 2 aprile 2001 - Determinazione delle classi delle lauree universitarie delle professioni sanitarie
Decreto legislativo 30 dicembre 1992, n. 502 - Riordino della disciplina in materia sanitaria, a norma dell'articolo 1 della legge 23 ottobre 1992, n. 421, Gazzetta Ufficiale della Repubblica Italiana n. 4 del 07/01/1993, Supplemento ordinario
Decreto ministeriale 22 ottobre 2004, n. 270 - Modifiche al regolamento recante norme concernenti l'autonomia didattica degli atenei, approvato con Decreto del Ministero della Università e della Ricerca scientifica e tecnologica del 3 novembre 1999, n. 509
Decreto ministeriale 14 aprile 2005 - Accertamento della rappresentatività a livello nazionale delle associazioni professionali dell'area sanitaria
Direttiva Europea 7 settembre 2005, n. 36 - Riconoscimento delle qualifiche professionali
Legge 1 febbraio 2006, n. 43 - Disposizioni in materia di professioni sanitarie infermieristiche, ostetriche, riabilitative, tecnico-sanitarie e della prevenzione e delega al Governo per l'istituzione dei relativi Ordini professionale

Letture consigliate

Mastrillo A, Lenzi A, Frati L (2006) Verso la riforma dei Corsi di laurea delle professioni sanitarie. Medicina e Chirurgia, 33, pg.1319-1324
Tousijn V (1979) Sociologia delle Professioni. Il Mulino, Bologna
Vernero I, Roustit J (2005) L'istruzione superiore in Europa: il sistema europeo di trasferimento dei crediti e la riforma Moratti in Italia. Logopedia e comunicazione, 1, pg. 101-108

Siti Web

www.asha.org
www.cplol.eu
www.fli.it
www.istruzione.it
www.miur.it

Capitolo 3
Il Codice Deontologico dei logopedisti

Laura Maria Castagna

Introduzione

Deontologia, dal greco *deontos*, dovere. La deontologia è l'insieme dei doveri inerenti una particolare categoria professionale; la deontologia professionale consiste quindi nell'insieme delle regole comportamentali che si riferiscono a una determinata categoria professionale.

Talune attività o professioni a causa delle loro peculiari caratteristiche sociali devono rispettare un determinato codice comportamentale, il cui scopo è quello di impedire di ledere la dignità o la salute di chi è oggetto del loro operato.

La Federazione Logopedisti Italiani ha approvato nel novembre 1998 il suo primo codice deontologico. Questo è ispirato alla *Charte Ethique* del CPLOL, associazione europea di rappresentanza dei logopedisti, adottata l'1 maggio 1992.

Ciononostante possiamo individuare radici molto più antiche nell'adozione di regole restrittive nel comportamento professionale e il giuramento di Ippocrate rappresenta sicuramente il punto di partenza nella disamina del nostro codice deontologico.

In questo è forte la consapevolezza della asimmetrica relazione tra chi esercita l'arte della cura e chi è oggetto di questa, e la necessità quindi che tutte le azioni di cura e non siano caratterizzate da "innocenza e purezza". In questa stessa direzione va il precetto che la conoscenza deve essere condivisa solo tra chi condivide il giuramento stesso, a ulteriore tutela che questa non sia utilizzata contro le persone.

La sacralità del giuramento d'Ippocrate è rinnovata ancora oggi in alcuni atenei quando un professionista sanitario si laurea, come simulacro della lunga strada che si dispiega nella storia dell'umanità e che ci porta oggi ad avere molteplici professionisti (medici, ostetrici, infermieri, logopedisti) che concorrono insieme a soddisfare il bisogno di salute delle persone.

È necessario introdurre un elemento legislativo fondamentale che, anche se posteriore all'adozione del Codice Deontologico della FLI, dà ai tre articoli del Titolo 1° una fonte giuridica: la Legge 26 febbraio 1999, n. 42. Questa infatti delinea l'agire delle professioni sanitarie e ne definisce gli ambiti e i doveri nell'articolo 1: "...Il campo proprio di attività e di responsabilità delle professioni sanitarie di cui all'articolo 6, comma 3, del Decreto legislativo 30 dicembre 1992, n. 502, e successive modificazioni e integrazioni, è determinato dai contenuti dei decreti ministeriali istitutivi dei relativi profili professionali e degli ordinamenti didattici dei rispettivi corsi di diploma universitario e di formazione post-base nonché degli specifici codici deontologici, fatte salve le competenze previste per le professioni mediche e per le altre professioni del ruolo sanitario per l'accesso alle quali è richiesto il possesso del diploma di laurea, nel rispetto reciproco delle specifiche competenze professionali". La premessa delle disposizioni generali precorre la disposizione legislativa.

Un altro elemento è quello che indica il Codice Deontologico come strumento perchè la qualità delle prestazioni sia garantita come ottimale, un impegno forte per ogni professionista ad acquisire e mantenere conoscenze e pratiche, le migliori possibili. Questo vincolo non è solo per sé, ma il professionista è tenuto a tutelare la comunità dagli abusi professionali e dalle mancanze degli altri professionisti.

Importantissimo strumento trasversale di garanzia per le persone, che in Italia tende verso un'eccessiva proliferazione di forme di garantismo, riservate soprattutto ai dipendenti, che spesso però rischia di non essere realizzato. Spesso, infatti, la soggettività del lavoratore sovrasta quella del professionista che è responsabile del proprio agire. Vero anche è che, essendo incompleta l'opera d'assestamento giuridico delle professioni, ancora oggi manca il soggetto principale protagonista nella regolazione della professione, nonostante la Legge 1 febbraio 2006, n. 43 l'abbia istituito.

Certamente lo Stato, che si manifesta nel potere giudiziario, può individuare e colpire l'abuso della professione quando un soggetto ne fa denuncia, ma difficilmente l'utente è a conoscenza dell'abuso di cui è vittima; per quanto riguarda la collettività dei professionisti la denuncia non può essere effettuata senza una soggettività giuridica, che espone il soggetto a eventuali ritorsioni e quindi a costi sociali elevati. Un ente preposto, espressione della professione stessa, ha quella particolarità di soggetto collettivo, la cui missione si realizza appunto con "l'osservazione e il controllo" dei comportamenti professionali. L'ente in oggetto è l'Ordine Professionale che il legislatore ha istituito con la Legge 1 febbraio 2006, n. 43, il quale però non è ancora stato costituito in ragione di una generale riforma delle professioni che è attualmente in discussione alle Camere.

Il ritardo dell'istituzione dell'ordine professionale fa persistere una grave realtà italiana di abuso della professione di logopedista e siamo costretti ad assistere inermi a molteplici fenomeni di abusivismo. Questo si manifesta nel proliferare di professioni per le quali il fisiologico sbocco lavorativo è impossibile perché il mercato del lavoro è saturo. Diversi professionisti, anche sanitari, si improvvisano logopedisti in mancanza di un bagaglio formativo indispensabile alla professione e del tutto peculiare in relazione alle altre professioni della sanità, ledendo il diritto alla cura appropriata di centinaia di migliaia di cittadini.

Il Codice Deontologico dei logopedisti (vedi Appendice 3.1) è costituito da sei Titoli:
- I: Disposizioni generali (art. 1, 2, 3);
- II: Compiti e doveri del logopedista (art. 4, 5, 6, 7, 8, 9);
- III: Rapporti professionali (art. 10, 11, 12, 13, 14, 15, 16, 17);
- IV: Norme di attuazione (art. 18);

- V: Sanzioni disciplinari (art. 19);
- VI: Norma transitoria (art. 20, 21, 22).

Il **Titolo I** con i primi tre articoli definisce i soggetti e gli ambiti a cui sono rivolte le disposizioni del Codice.

Il **Titolo II** illustra compiti e doveri del logopedista, descrivendo gli obiettivi di questo e l'oggetto del suo operato, che è la persona universalmente e olisticamente intesa, soggetto costituzionale, portatore di diritti. Particolarmente importante è l'obbligo d'aggiornamento, previsto dall'art. 7, a cui il professionista è tenuto, anche qui precorrendo le norme sull'obbligo ECM e sovrastandole. Infatti, qualora queste fossero modificate, permarrebbe per il logopedista l'obbligo a "mantenere la propria competenza professionale ai livelli ottimi".

D'altra parte negli ultimi venti anni la biologia, la medicina e le discipline sanitarie hanno compiuto enormi progressi. Questi, oltre a offrire maggiori possibilità di cura in ogni ambito, hanno anche sollevato nuovi interrogativi; d'altra parte la possibilità di cura si è ridotta a causa della limitatezza delle risorse economiche che i governi destinano all'ambito sanitario. Queste questioni necessitano di riflessioni approfondite, come i tempi dell'accanimento, dell'appropriatezza delle cure e del rapporto efficacia\efficienza, e il rapporto tra l'agire professionale secondo le evidenze scientifiche a disposizione nel processo di soluzione del problema clinico.

Inoltre l'evoluzione in società multietnica ha generato una richiesta d'intervento logopedico da parte di persone che utilizzano lingue e linguaggi diversi dai nostri e che adottano norme sociali e comportamentali variegate. Sappiamo dall'art. 4 che "la finalità dell'intervento logopedico è il perseguimento della salute della persona, affinché possa impiegare qualunque mezzo comunicativo a sua disposizione"; la comunicazione assume nelle diverse etnie e società regole e confini molto differenti e peculiari che ne impongono la conoscenza al professionista.

Solo una costante opera d'aggiornamento professionale in ambiti multidisciplinari permette al logopedista l'erogazione di un servizio di qualità. Mi soffermo sulla multidisciplinarità intendendo con essa l'apporto delle scienze biologiche, mediche, ma anche sociali e antropologiche, essendo il linguaggio fenomeno di natura fisica, fisiologica e sociale.

L'art. 8 delimita gli atti professionali, aggiungendo all'impostazione dell'intervento un preliminare atto clinico, la diagnosi medica, da cui deriva un'autonoma presa in carico del paziente, in conformità all'insieme dei seguenti atti professionali: bilancio, consulenza\counselling, educazione\rieducazione\riabilitazione, monitoraggio, osservazione, programmazione del trattamento\intervento, prevenzione, revisione del programma di intervento, semeiotica, testatura e valutazione\verifica dell'efficacia del trattamento\terapia.

L'art. 9 definisce strumento fondamentale dei diversi atti professionale la cartella logopedica, che assume carattere di cartella clinica, quindi va estesa a essa la normativa relativa a quest'ultima. Il DPCM 27 giugno 1986 detta i principi in tema di compilazione della cartella clinica che possono servire da generico riferimento e ausilio anche per uno schematico approccio alla documentazione sanitaria da esibire in ambito pubblicistico. La cartella clinica è lo "strumento informativo individuale, finalizzato a rilevare tutte le informazioni anagrafiche e cliniche significative relative a un paziente e a un singolo episodio di ricovero" (Ministero della Salute, DM 26 luglio 1993).

La cartella è un diario diagnostico-terapeutico nel quale vanno annotati:
- fatti di giuridica rilevanza quali i dati anagrafici e anamnestici;
- esami obiettivi;
- esami di laboratorio e specialistici;
- terapie praticate;
- l'andamento, gli esiti e gli eventuali postumi della malattia.
  (Cass. Pen. Sez. Un., 27 marzo 1992).

"L'illegittima divulgazione del contenuto della cartella clinica può condurre a conseguenze di ordine penale per la violazione del segreto professionale o di quello d'ufficio e a censure a carico del proprio ordine o collegio professionale per violazione del segreto professionale" (Legge 31 dicembre 1996, n. 675).

Ogni cartella deve essere identificata dall'anno di apertura e da un numero progressivo (codice nosologico). I documenti e le informazioni riportate in cartella debbono rispondere ai criteri di:
- rintracciabilità;
- chiarezza;
- accuratezza;
- veridicità;
- pertinenza;
- completezza.

Con *rintracciabilità* intendiamo la possibilità di poter risalire a tutte le attività, gli esecutori, i materiali e i documenti dell'intero periodo di trattamento. Per ogni singolo atto debbono essere identificabili:
- il momento dell'evento (data e ora);
- l'autore, con denominazione e firma leggibile;
- ogni informazione deve essere annotata in modo sequenziale.

La *chiarezza* riguarda la grafia e l'esposizione: quanto scritto deve essere chiaramente leggibile e comprensibile da quanti utilizzano la cartella clinica.

Accuratezza: ogni professionista deve adottare procedure atte a garantire l'accuratezza dei dati prodotti e delle loro trascrizioni.

Veridicità: tutti i dati vanno annotati in cartella contestualmente al loro verificarsi o nell'immediata successione degli stessi. Non può essere usato il bianchetto, non sono consentite cancellazioni con gomma; per errori commessi all'atto della stesura si provvede a tracciare una riga con inchiostro indelebile sulla scritta in modo tale che essa risulti comunque leggibile con data e firma.

Pertinenza: le informazioni riportate debbono essere correlate con le esigenze informative, con gli obiettivi della cartella clinica e con le condizioni cliniche del paziente.

Completezza: ogni cartella identifica un unico cliente; in cartella va allegato, come parte integrante, un elenco di tutti i moduli e allegati presenti.

Ulteriore valore ricostruttivo del significato contenutistico della cartella clinica è fornito dalla Suprema Corte allorché ammonisce essere tale documento un "diario diagnostico-terapeutico, nel quale vanno annotati fatti di giuridica rilevanza quali i dati anagrafici e anamnestici del paziente, gli esami obiettivi, di laboratorio e specialistici, le terapie praticate nonché l'andamento, gli esiti e gli eventuali postumi della malattia" (Cass. Pen. Sez. Un., 27 marzo 1992).

Il **Titolo III** all'art. 10 delinea i requisiti per l'esercizio professionale e all'art. 11 impone al logopedista il segreto professionale.

Includiamo la norma vigente nel Codice Penale all'art. 321 dedicato al segreto professionale, che riguarda le professioni sanitarie e non solo.

Violazione del segreto professionale:

1. Gli ecclesiastici, gli avvocati, i difensori, i notai, i revisori tenuti al segreto professionale in virtù del Codice delle obbligazioni, i medici, i dentisti, i farmacisti, le levatrici, come pure gli ausiliari di questi professionisti, che rivelano segreti a loro confidati per ragione della loro professione o di cui hanno avuto notizia nell'esercizio della medesima sono puniti, a querela di parte, con una pena detentiva sino a tre anni o con una pena pecuniaria.

   Sono parimenti puniti gli studenti che rivelano un segreto di cui hanno avuto notizia nel corso dei loro studi.

   La rivelazione del segreto è punibile anche dopo la cessazione dell'esercizio della professione o dopo la fine degli studi.

2. La rivelazione non è punibile, quando sia fatta col consenso dell'interessato o con l'autorizzazione scritta data, a richiesta di chi detiene il segreto, dall'autorità superiore o dall'autorità di vigilanza.

3. Rimangono riservate le disposizioni della legislazione federale e cantonale sull'obbligo di dare informazioni all'autorità o di testimoniare in giudizio.

   Intervengono inoltre nuove norme in materia di trattamento dei dati personali (D. Lgs. 30 giugno 2003, n. 196) a disciplinare la gestione di quelli dei pazienti, quale attività connessa e strumentale rispetto a quella diagnostica.

   Art. 2 (Finalità)

1. Il presente testo unico, di seguito denominato codice, garantisce che il trattamento dei dati personali si svolga nel rispetto dei diritti e delle libertà fondamentali, nonché della dignità dell'interessato, con particolare riferimento alla riservatezza, all'identità personale e al diritto alla protezione dei dati personali.

2. Il trattamento dei dati personali è disciplinato assicurando un elevato livello di tutela dei diritti e delle libertà, di cui al comma 1, nel rispetto dei principi di semplificazione, armonizzazione ed efficacia delle modalità previste per il loro esercizio da parte degli interessati, nonché per l'adempimento degli obblighi da parte dei titolari del trattamento.

L'art. 12 titola "Consenso informato" e prevede che il logopedista non possa espletare alcun atto professionale senza un valido consenso del paziente o di chi lo rappresenta, conseguente a una dettagliata informazione, adeguata alla capacità di comprensione e a ogni altro elemento utile a determinare la piena consapevolezza dei trattamenti da effettuare.

Il concetto di consenso informato è stato sancito nella Convenzione di Oviedo sui diritti umani e la biomedicina, a cui l'Italia ha aderito nel 1997. Nell'art. 5 si stabilisce che senza consenso libero e informato dell'avente diritto non si possono effettuare interventi sanitari di alcun tipo. Il cittadino italiano decide dove, quando e perché farsi curare, senza coercizione alcuna, soprattutto in ottemperanza alle disposizioni dell'art. 13 della Costituzione, relative alla prima delle libertà fondamentali dell'individuo riconosciute dal Costituente, la libertà personale, e dell'art. 32 della Costituzione il quale afferma che "Nessuno può essere obbligato a un determinato trattamento sanitario se non per disposizioni di legge; la legge non può in alcun caso violare i limiti imposti dal rispetto della persona umana".

Sotto il profilo normativo, il ruolo centrale e imprescindibile del consenso del destinatario dell'atto sanitario emerge anzitutto dalla Legge 23 dicembre 1978, n. 833 istitutiva del servizio sanitario locale, e dalla normativa in materia di accertamenti e trattamenti sanitari volontari e obbligatori, di cui alla Legge 13 maggio 1978, n. 180.

Il rapporto che si delinea dall'operare sinergico di fattori normativi, deontologici e giurisprudenziali è quello della *alleanza terapeutica,* non più improntata al tradizionale paternalismo del professionista bensì fondata sulla tendenziale equiparazione dei protagonisti. Ciononostante, fra il depositario del sapere logopedico e il malato bisognoso di cure sussiste un'asimmetria informativa che deve essere massimamente ridotta. Il paziente da oggetto di scelte terapeutiche altrui diviene dunque soggetto decisionale autonomo cui spetta il diritto di essere pienamente e correttamente informato e di scegliere liberamente il proprio destino in quanto a salute e integrità fisica.

L'art. 13 delinea il rapporto con il paziente, ribadendo che il logopedista deve instaurare con il cittadino che a lui si affida un rapporto di reciproca stima e rispetto attraverso "un'idonea informazione circa il programma di intervento e gli obiettivi", rinnovando e precisando quindi i doveri enunciati all'articolo precedente. Il comma 3 aggiunge che il logopedista può consigliare, motivandola esaurientemente, l'impostazione terapeutica a suo giudizio più consona alle esigenze del paziente senza obbligarvelo, provvedendo a esporre le indicazioni e l'efficacia.

Il comma 2 introduce il tema economico, in relazione all'azione libero-professionale, di particolare rilievo per la professione vista la particolarità del contratto terapeutico del logopedista. Infatti questo è in genere particolarmente lungo e impegna notevolmente in termini di tempo il destinatario ma anche la famiglia. Determinante diventa quindi formulare la prognosi in termine di tempo, particolarmente complessa per la numerosità dei fattori che concorrono all'esito.

Il logopedista, come previsto dal Codice Civile per tutti i professionisti, deve garantire la qualità della prestazione e non il risultato, fermo restando che è tenuto a prestare il miglior trattamento disponibile alla persona in cura nell'ambito della propria competenza professionale.

Particolare rilievo nella problematica riabilitativa assume quanto enunciato al comma 7. Il logopedista deve interrompere il trattamento logopedico qualora alla verifica non risulti sussistere il consenso della persona in cura o l'efficacia terapeutica; dovrà in tale ipotesi procedere alla rivalutazione delle linee di condotta al fine di ottenere nuovamente il consenso del paziente. In relazione a questo punto esistono problematiche peculiari, in considerazione della menomazione comunicativa e linguistica dei pazienti del logopedista e della particolare condizione sociale: questi sono infatti spesso minori o anziani non più autosufficienti proprio a causa della menomazione oggetto di cura. Sarà importantissima la valutazione del professionista dei reali desideri del paziente e della disponibilità all'azione terapeutica per scongiurare il rischio dell'accanimento, che si configura come lesivo del diritto costituzionale inalienabile all'autodeterminazione.

Gli articoli 14 e 17 rimandano direttamente ai principi del giuramento di Ippocrate illustrato nell'introduzione, al controllo trasversale tra colleghi a maggiore tutela dei diritti dei cittadini, all'azione contro l'abuso della professione che dobbiamo denunciare, atto questo di difficile realizzazione a causa dell'incertezza normativa. Infatti alcuni importanti adempimenti previsti dalla Legge 42 non sono stati compiuti dai Dicasteri della Salute e dell'Università (comma 2 dell'art. 4) e questo fatto mantiene una situazione di forte ambiguità e permette nelle more dell'applicazione il perseverarsi dell'abusivismo. Infatti, non essendo mai licenziati dai Dicasteri i decreti relativi ai criteri necessari per continuare l'attività professionale per chi, precedentemente alla attuazione della normativa l'avesse intrapresa, difficile è anche discernere chi ha una formazione riconducibile a quella universitaria triennale e chi no. Riteniamo questa una grande pecca, che tradisce quel già citato garantismo, anche responsabile della percezione di scarsa qualità da parte dei cittadini nei confronti del SSN.

Interessante è anche il richiamo esplicito a forme collaborative e non competitive fra professionisti: non la competizione fra pari deve far progredire la professione, ma l'alto interesse per la salute dei cittadini. Questo principio tende a essere negli ultimi anni messo in ombra dalla filosofia quasi unanimemente accettata, che le regole del "mercato" garantiscano meglio la qualità. Credo che l'ambito della salute si sottragga a questa regola proprio perché è difficile per il cittadino scegliere in questo ambito, mentre è possibile per la maggior parte delle persone scegliere la lavatrice che abbia il miglior rapporto qualità\prezzo o quale risponda meglio alle proprie necessità; molto difficile sarebbe invece orientarsi fra offerte di cura e professionisti concorrenti; l'onere della conoscenza e la capacità di giudizio sarebbero insopportabili per la persona che si trova già in una situazione di richiesta di aiuto. Per questo motivo la qualità professionale rimane in tutte le società a carico dei professionisti stessi. Vogliamo ricordare che tutti gli Enti certificatori delle qualità professionali sono composti da professionisti, in tutte le realtà mondiali. La responsabilità di un corpo professionale risiede all'interno di questo e non può essere etero-diretto (come spesso suggerito attualmente in Italia nei dibattiti) da istituzioni generaliste come la Regione o, addirittura, dal vertice strategico aziendale.

L'interesse dell'utente è sovrano e deve regolare tutti i rapporti, non solo all'interno della professione ma anche nei rapporti con altri professionisti e con le istituzioni pubbliche e private.

A chiosa di questo breve commento, che rimanda ovviamente alla lettura integrale del Codice stesso, si propone una riflessione ai logopedisti e a chiunque lavori, organizzi o decida all'interno e per il sistema di cure in Italia. Il nostro sistema è considerato essere dall'OMS sul podio nella classifica dei sistemi esistenti. Molto diversa è invece la percezione da parte dei cittadini delle sue efficacia ed efficienza; moltissime sono le analisi di questa discrepanza: una maggiore considerazione del cittadino come soggetto del percorso di cura piuttosto che oggetto e un definitivo affrancarsi da atteggiamenti paternalistici, più coerenti con la società del XIX secolo piuttosto che con quella del terzo millennio, attraverso i richiami del Codice Deontologico e delle norme attuali, sono uno strumento che potrebbe aumentare la percezione della qualità del sistema.

La necessità di un maggior protagonismo da parte degli organismi professionali nei confronti dei pochi che contravvengono alle norme stesse è il motivo che ancora oggi ci fa comprendere quanto sia indispensabile che in Italia siano istituiti gli Ordini professionali per tutte le professioni sanitarie. È determinante ratificare un patto fra questi e il cittadino per garantire efficacia, efficienza e qualità delle cure nel pieno rispetto della dignità dell'individuo, come soggetto inalienabile del diritto alla salute e alla scelta. La definizione di ambiti, organizzazione e strumenti diversi tra "chi s'interessa dei diritti e chi invece dei doveri" può permettere una riformulata missione degli Ordini, affinché questi sappiano interpretare le problematiche complesse della società moderna insieme agli utenti. Oggi questo rappresenta la sfida che le professioni vogliono affrontare, consapevoli della necessità di interpretare i rapidissimi cambiamenti di contesto con rinnovato spirito di servizio.

Appendice 3.1 - Codice Deontologico del logopedista (Approvato dalla FLI il 13/2/1999)

Titolo I: Disposizioni generali

Art. 1
Il presente Codice Deontologico comprende regole e principi di comportamento professionale del logopedista, in ogni ambito e stato giuridico in cui questi operi, allo scopo di garantire l'erogazione di un servizio a un ottimale livello qualitativo a favore del cittadino, nonché di tutelarlo nei confronti degli abusi e delle carenze professionali.

Art. 2
I logopedisti, siano essi liberi professionisti o dipendenti di Enti pubblici o privati, sono tenuti all'osservanza del presente Codice Deontologico.

Art. 3
Ogni atto professionale o personale, anche se compiuto al di fuori dell'ambito lavorativo, che sia in contrasto con i principi qui di seguito indicati, verrà perseguito con le sanzioni disciplinari previste dalle leggi vigenti.

Titolo II: Compiti e doveri del logopedista

Art. 4 - Obiettivi
Finalità dell'intervento logopedico è il perseguimento della salute della persona, affinché possa impiegare qualunque mezzo comunicativo a sua disposizione in condizioni fisiologiche.
Nel caso di un disturbo di linguaggio e/o di comunicazione e/o da loro eventuali esiti, l'obiettivo sarà il superamento del disagio a esso conseguente, mediante il recupero delle abilità e delle competenze finalizzate alla comunicazione o mediante l'acquisizione e il consolidamento di metodiche alternative utili alla comunicazione e all'inserimento sociale.

Art. 5 - Oggetto
1. L'intervento del logopedista è rivolto alla persona che ne avanza la richiesta in modo autonomo o per il tramite di chi ne tutela legalmente i diritti, senza discriminazioni di età, di sesso, di condizione socio-economica, di nazionalità, di razza, di religione, di ideologia, e nel rispetto comunque della normativa vigente.
2. L'intervento del logopedista può essere rivolto, oltre che alla persona, anche agli Enti o alle Istituzioni che ne richiedano la consulenza.

Art. 6 - Aggiornamento professionale
1. Il logopedista è tenuto a mantenere la propria competenza professionale ai livelli ottimali mediante idoneo aggiornamento nel campo della ricerca scientifica logopedica e interdisciplinare, nonché professionale in risposta alle esigenze sociali; dovrà essere stimolata la capacità di autocritica delle proprie conoscenze teoriche, delle proprie capacità professionali e della propria condotta personale.
2. Qualora non abbia esercitato la professione per più di 4 anni, è consigliabile la frequenza di un corso di formazione professionale post-diploma, di seminari di aggiornamento mirati alle necessità professionali o - in alternativa - a un programma di frequenza di un tirocinio guidato, la cui attestazione dovrà essere sottoposta al parere vincolante della commissione scientifica dell'Ordine professionale.

Art. 7 - Ambiti professionali

1. Gli ambiti di intervento del logopedista sono rivolti:
   - al trattamento logopedico finalizzato alla cura dei disturbi del linguaggio e della comunicazione, così come specificato dalle competenze previste dal Profilo Professionale (DM 14 settembre 1994, n. 742), attraverso l'espletamento degli Atti specificati al successivo art. 8;
   - alla didattica, in qualità di tutor per il tirocinio degli allievi logopedisti, di docente delle discipline logopediche, di relatore esperto della materia, di coordinatore tecnico-pratico di tirocinio dei corsi di Diploma Universitario di Logopedista;
   - alla ricerca scientifica;
   - alla direzione di servizi, dipartimenti, uffici o unità organizzative.

2. Docenza - Il logopedista è il docente elettivo delle discipline logopediche necessarie alla formazione di base in ambito universitario e in ogni altra sede di riqualificazione e aggiornamento professionale. Il Logopedista presta la propria opera per la supervisione, in qualità di tutor, al tirocinio degli allievi logopedisti, offrendo loro un modello logopedico consono alla migliore qualità professionale in ottemperanza al presente Codice Deontologico; ricopre l'incarico di coordinatore tecnico-pratico e di tirocinio nei corsi di Diploma Universitario di Logopedista (previsto dall'art. 1.8 lettera c; dalla tabella XVIII-ter del DM 24 luglio 1996) applicando un modello organizzativo che consenta il raggiungimento degli obiettivi previsti dal corso di studi.

3. Ricerca scientifica:
   - il logopedista svolge attività di ricerca in ambito logopedico e in ambito interdisciplinare, purché gli scopi dell'indagine siano in rapporto diretto con le finalità caratteristiche della logopedia;
   - nello svolgimento della ricerca deve essere mantenuto un comportamento individuale e professionale rispettoso dei diritti della persona, senza arrecare alcun danno alla salute;
   - il consenso valido, esplicitato in forma scritta, con esauriente riferimento a tutte le informazioni ricevute, è la condizione preliminare indispensabile per l'espletamento della ricerca;
   - la gestione dei dati clinici, nel rispetto delle norme di legge in tema di segreto e riservatezza nel trattamento dei dati personali, è subordinata al consenso della persona oggetto della ricerca e della figura giuridica responsabile della tenuta e conservazione della documentazione clinica;
   - ogni singola persona oggetto del programma di ricerca conserva il diritto a interrompere la propria partecipazione in qualsiasi momento e senza alcun obbligo di giustificazione.

4. Direzione - Il logopedista può ricoprire posizioni organizzative che richiedono lo svolgimento di funzioni con assunzione diretta di elevata responsabilità come, ad esempio, la direzione di servizi, dipartimenti, uffici o unità organizzative di particolare complessità, caratterizzate da un elevato grado di esperienza e autonomia gestionale e organizzativa.

Art. 8 - Atti professionali

L'esercizio della professione si realizza secondo un rapporto di dipendenza, in ambito pubblico o privato, oppure di tipo libero-professionale; esso si attua con riferimento a una esplicita diagnosi medica. L'assunzione in carico del paziente nella gestione terapeutica avviene in piena autonomia, sulla base delle competenze e in conformità all'insieme degli atti professionali peculiari del logopedista.

L'esercizio della professione si attua mediante i seguenti interventi logopedici:
- bilancio;
- consulenza/counselling;
- educazione/rieducazione/riabilitazione;
- monitoraggio;
- osservazione;
- programmazione del trattamento/intervento;
- prevenzione;
- revisione del programma di intervento;
- semeiotica;
- testatura;
- valutazione/verifica dell'efficacia del trattamento/della terapia.

Art. 9 - Cartella logopedica

1. La cartella logopedica è lo strumento fondamentale per la registrazione delle tipologie e metodiche di intervento, con attestazione della successione cronologica di ogni loro fase; ha la funzione di traccia di confronto e di verifica del lavoro svolto e degli obiettivi conseguiti, anche al fine di costituire documentazione formale del trattamento espletato.
2. Tale documento, che - ove elaborato presso Strutture ed Enti pubblici o privati - assume connotazione giuridica di cartella clinica, viene redatto e conservato in conformità alle disposizioni vigenti in tema di segreto professionale e di tutela della riservatezza dei dati personali.

Titolo III: Rapporti professionali

Art. 10 - Abilitazione all'esercizio della professione

Il logopedista esercita l'attività professionale dopo il conseguimento del titolo di studio universitario abilitante e l'eventuale iscrizione all'apposito Albo. L'inosservanza di una delle suddette condizioni costituisce esercizio abusivo della professione.

Art. 11 - Segreto professionale

Il logopedista deve rispettare e mantenere il segreto in ordine a ogni notizia riguardante le persone a cui il trattamento logopedico è indirizzato, non sussistendo alcuna occasione di deroga all'infuori di gravi e documentati motivi di ordine sociale e/o sanitario.

La trasmissione di notizie segrete è limitato alla comunicazione indispensabile ai soggetti a loro volta tenuti all'obbligo di tutela del segreto.

Art. 12 - Consenso informato

Il logopedista non può espletare alcun atto professionale senza un valido ed esplicito consenso del paziente o dei suoi legali rappresentanti che deve conseguire a una dettagliata informazione, adeguata alle capacità di comprensione e a ogni altro elemento utile a determinare la compiuta consapevolezza dei trattamenti da effettuare.

La forma scritta, indicata nei casi di maggiore complessità o prevedibile durata delle cure, deve comprendere un'idonea documentazione dell'informazione somministrata e del rispetto dei tempi necessari al paziente per meditare sulle alternative e su tutti gli elementi che formano oggetto del consenso.

Il logopedista deve accertare la persistenza della continuità del consenso durante lo svolgimento delle cure e attivarsi per ogni supplemento di informazione richiesto dal paziente, ponendo attenzione a non condurre alcun trattamento in difetto di inequivocabile adesione al proseguimento delle cure o in presenza di esplicito rifiuto.

Art. 13 - Rapporti con il paziente

1. Il logopedista deve impostare il rapporto con la persona che si affida alle sue cure su una base di reciproca fiducia e di rispetto; è suo compito creare le condizioni entro le quali concretizzare il contratto di cura, mediante una idonea informazione al destinatario circa il programma di intervento e gli obiettivi.

2. Il paziente ha diritto di conoscere l'entità dell'eventuale onere economico a suo carico a fronte del trattamento e le sedi in cui esso verrà condotto.

3. L'onorario previsto per le prestazioni logopediche che si svolgono in ambiente libero-professionale deve essere adeguato all'impegno professionale e non deve essere inferiore ai livelli minimi stabiliti periodicamente dalla Federazione Nazionale degli Ordini.

4. Il logopedista può consigliare, motivandola esaurientemente, l'impostazione terapeutica a suo giudizio più consona alle esigenze del paziente senza obbligarvelo, provvedendo a esporre le indicazioni e l'efficacia, fermo restando il dovere di garantire solo la qualità della prestazione e non il risultato.

5. Il logopedista è tenuto a prestare il miglior trattamento disponibile alla persona in cura, nell'ambito della propria competenza professionale, e ove necessario collaborare anche a eventuali consulti di verifica del trattamento svolto con altri idonei professionisti.

6. Il logopedista deve limitare o interrompere la propria attività professionale ove intervengano fattori di salute che non gli consentano di esercitare in modo ottimale la propria professione, sia sotto il profilo dell'efficienza, sia sotto quello del decoro.

7. Il logopedista deve interrompere il trattamento logopedico qualora alla verifica non risulti sussistere il consenso della persona in cura o l'efficacia terapeutica; dovrà in tale ipotesi procedere alla rivalutazione delle linee di condotta e al riottenimento del consenso del paziente.

Art. 14 - Rapporti con i colleghi

1. Il logopedista ha l'obbligo di riferire al Consiglio Direttivo dell'Ordine Professionale le ipotesi di esercizio abusivo della professione di cui venga a conoscenza nell'espletamento della propria professione, ferme restando le disposizioni di Legge in merito all'obbligo di comunicazione all'Autorità Giudiziaria da parte degli esercenti le Professioni Sanitarie.

2. Il logopedista ha l'obbligo di riferire al Consiglio Direttivo dell'Ordine Professionale di ogni grave inosservanza dei principi etici rappresentati nel presente Codice di Deontologia da parte dei Colleghi di cui possa venire a conoscenza.

3. Il logopedista non deve con giudizi o atteggiamenti personali, né per alcun motivo, censurare o screditare un Collega; allo stesso modo è vietata ogni forma di concorrenza che non sia quella ispirata a principi di ottimizzazione qualitativa delle prestazioni, bensì attuata sottraendo pazienti o incarichi di cura ad altro Collega.

4. Se un paziente espone la propria intenzione di cambiare logopedista, il titolare del trattamento in atto dovrà agevolare il passaggio delle informazioni utili al nuovo professionista, salvo parere contrario del paziente stesso, astenendosi da atteggiamenti di rivalsa o di non collaborazione.

5. Ove un paziente dovesse decidere di avvalersi del trattamento presso due o più logopedisti, dovranno essere chiaramente evitate le situazioni di incompatibilità o/e incongruenza tra i diversi metodi riabilitativi, con esplicitazione formale delle eventuali divergenze da sottoporre, in caso di necessità di arbitrato, al parere del Consiglio Direttivo dell'Ordine Professionale.

6. Il logopedista che ritenga motivatamente esaurito il proprio compito per limiti di competenza deve indirizzare il paziente, dopo adeguata informazione in merito, ad altro Collega.

7. I logopedisti che hanno maggiore competenza per anzianità professionale ed esperienza in ambiti logopedici specifici assumono la responsabilità della formazione degli allievi logopedisti e dei Colleghi agli inizi del percorso professionale.

8. La condivisione tra Colleghi delle esperienze professionali e dei risultati di ricerca e di validazione terapeutica è obbligo del logopedista e favorisce l'evoluzione e la promozione della logopedia.

Art. 15 - Rapporti con altri professionisti

È auspicabile che il logopedista, sia in regime di rapporto di lavoro dipendente, sia di natura libero-professionale, favorisca i contatti interdisciplinari con altri professionisti avendo come fine il perseguimento del benessere del paziente e l'ottimizzazione del proprio livello qualitativo professionale. I rapporti con altri professionisti sono impostati sul rispetto reciproco, sulla correttezza di comportamento professionale in ogni caso nel rispetto del diritto del paziente alla discrezione e al segreto.

Art. 16 - Rapporti con altre Istituzioni

I contatti professionali tra il logopedista ed altri Servizi o Agenzie pubbliche o private sono regolati dai rispettivi contratti e regolamenti e nel rispetto delle norme di legge.

Art. 17 - Rapporti con il pubblico

1. Il logopedista deve rispettare i principi sociali, morali e legali della Società in cui esercita, riconoscendo che il discostarsi da tali principi può incidere sulla fiducia della pubblica opinione nella competenza del logopedista e della sua Professione.
2. Il logopedista è tenuto al rispetto e alla tutela della dignità e del decoro della professione, evitando in qualsiasi modo di:
   - esercitare atti e competenze professionali non di pertinenza logopedica;
   - subire condizionamenti professionali che ledano la propria autonomia e il benessere del paziente;
   - favorire l'esercizio abusivo della professione;
   - collaborare con persone o Enti che praticano interventi illegali, inadeguati o coercitivi;
   - ricevere compensi derivanti da speculazione commerciale, di qualsiasi natura e provenienza, che attengano al proprio ruolo e ambito professionale; sono ammessi contributi economici diretti o indiretti finalizzati alla ricerca scientifica e alla diffusione della cultura logopedica;
   - trasferire o indurre al trasferimento di pazienti tra diverse strutture terapeutiche a fine di lucro;
   - attuare qualsiasi forma di pubblicità in contrasto con le norme vigenti.

Titolo IV: Norme di attuazione

Art. 18
L'osservanza delle norme contenute nel presente Codice di Deontologia è compito di tutti i logopedisti, ed è sottoposta a vigilanza da parte dell'Ordine professionale nei termini consentiti dalla normativa vigente.

Titolo V: Sanzioni disciplinari

Art. 19
Visto il DPR 5 aprile 1950, n. 221 le sanzioni disciplinari previste sono:
1) l'avvertimento, che comporta diffida a non ricadere nella mancanza commessa;
2) la censura, che comporta dichiarazione di biasimo per la mancanza commessa;
3) la sospensione temporanea dall'esercizio della professione per un tempo definito da uno a sei mesi;
4) la radiazione dall'Albo Professionale, in caso di reati previsti dal Codice Penale.

Contro di esse può essere presentato appello nei termini previsti dalla normativa di legge, mediante ricorso a una Commissione Disciplinare Regionale costituita su base elettiva e con sede presso l'Ordine Provinciale del Capoluogo di Regione.

Titolo VI: Norma transitoria

Art. 20
È prevista la possibilità di revisione di tutte o di una parte delle norme sopra elencate, in adeguamento alle specifiche esigenze professionali, più in generale a quelle sociali, nonché alla normativa vigente.

Art. 21
Tale compito è di competenza del Consiglio Direttivo, che potrà incaricare una o più persone esperte o istituire una commissione temporanea.

Art. 22
Modifiche al presente Codice Deontologico potranno essere proposte su istanza degli Ordini Professionali e deliberate a maggioranza dal Consiglio Direttivo della Federazione Nazionale dell'Ordine.

Norme giuridiche

Cass. Pen. Sez. Un. 27 marzo 1992
Decreto del Presidente della Repubblica (DPR) 5 aprile 1950, n. 221 - Approvazione del regolamento per l'esecuzione del Dlcps del 13 settembre 1946, n. 233, sulla ricostituzione degli Ordini delle professioni sanitarie e per la disciplina dell'esercizio delle professioni stesse
Decreto legislativo 30 giugno 2003, n. 196 - Codice in materia di protezione dei dati personali
Decreto ministeriale 26 luglio 1993 – Disciplina del flusso informativo sui dimessi degli Istituti di Ricovero pubblici e privati
Decreto ministeriale 14 settembre 1994, n. 742 - Profilo professionale del logopedista, Gazzetta Ufficiale della Repubblica Italiana N. 6 del 09/01/2005
Legge 13 maggio 1978, n. 180 - Accertamenti e trattamenti sanitari volontari e obbligatori
Legge 23 dicembre 1978, n. 833 - Istituzione del Servizio Sanitario Nazionale, Gazzetta Ufficiale della Repubblica italiana n. 360 del 28/12/1978, Supplemento ordinario
Legge 31 dicembre 1996, n. 675 - Tutela delle persone e di altri soggetti rispetto al trattamento dei dati personali
Legge 26 febbraio 1999, n. 42 - Disposizioni in materia di professioni sanitarie, Gazzetta Ufficiale della Repubblica italiana n. 50 del 02/03/1999
Legge 1 febbraio 2006, n. 43 - Disposizioni in materia di professioni sanitarie infermieristiche, ostetriche, riabilitative, tecnico-sanitarie e della prevenzione e delega al Governo per l'istituzione dei relativi Ordini professionale

Siti Web

www. cplol.org
www. iss.it

Capitolo 4
Dal Core Competence al Core Curriculum

Giovanna Lovato, Anna Pierro

Introduzione

L'obiettivo principale della formazione è preparare un professionista pronto ad agire con competenza in un clima di indeterminatezza, con un buon orientamento alla ricerca, alla formazione continua, alla risoluzione dei problemi complessi attraverso l'integrazione con altri professionisti e la partecipazione dei pazienti.

Nella formazione dei professionisti sanitari è sfumata la distinzione tra teoria e pratica, gli studenti hanno la necessità di apprendere capacità progettuali, di *problem solving* e non più solo la semplice capacità di applicare procedure e regole standardizzate. L'ambito sanitario necessita di professionisti con competenze organizzative e progettuali oltre che di solide competenze tecnico-specialistiche, ed è richiesta una capacità "metacognitiva" nel comprendere e rapportarsi ai bisogni degli assistiti, nell'apprendere a lavorare collaborando con altre professioni, nell'operare scelte discrezionali e responsabili in base ai bisogni emergenti.

In questi anni, per rispondere con adeguata efficacia ai problemi di salute della comunità, vari e sostanziali sono stati i processi di trasformazione degli iter formativi dei relativi piani di studio delle professioni sanitarie; ciò ha portato a un progressivo aggiornamento e adeguamento della didattica tale da favorire una corretta realizzazione dei bisogni formativi del logopedista. Una difficoltà emersa da una prima analisi è stata quella di trovare la giusta correlazione tra gli obiettivi formativi definiti del profilo professionale e la realizzazione dei vari progetti didattici nelle singole sedi dei corsi: dalla realtà osservata si evidenzia una disomogeneità formativa e poco confrontabile nel corso di studi del logopedista. Questo fatto genera quindi l'esigenza di una condivisione di strumenti, come il Core Curriculum, che nella definizione del Core Competence trova le conoscenze e quindi gli obiettivi formativi considerati indispensabili per la formazione del logopedista.

Il profilo professionale definito dal DM 14 settembre 1994, n. 742 ha delineato le attività e le competenze professionali del logopedista; partendo da questo contesto la Federazione Logopedisti Italiani si è assunta l'onere progettuale di sviluppare il livello successivo costituito dal Core Competence, che definisce l'essenza delle attività professionali, in stretta correlazione con il Core Curriculum, che esprime gli obiettivi didattici della formazione di base.

Per Core Competence si intende l'insieme di tre componenti importanti: conoscenze o sapere concettuale; abilità o aspetto operativo della competenza, e quindi la messa in atto dei principi che appartengono alle conoscenze; abilità o comportamenti, cioè le modalità di esercizio delle competenze, dell'agire professionale che include anche i valori propri della professione. Lo studente deve acquisire queste conoscenze in modo completo e permanente per svolgere con efficacia, appropriatezza e in maniera eticamente irreprensibile la professione di logopedista.

La formazione deve essere guidata da alcuni principi di riferimento raccomandati dall'Organizzazione Mondiale Sanità (OMS):

- pertinenza: da intendersi come grado di adeguatezza/sintonia tra i programmi di formazione basati sui bisogni sanitari rilevati nella popolazione e le competenze acquisite per poter agire;
- posizione attiva dello studente: in quanto protagonista dell'apprendimento, è necessario agire con l'intenzione di favorire un approccio pedagogico che attivi le sue capacità/potenzialità nei vari contesti sanitari, costruendo programmi educativi pertinenti, pianificati e realizzati per il raggiungimento degli obiettivi derivati dagli atti professionali impliciti nel profilo;
- apprendimento per problemi: questo è un processo in cui lo studente acquisisce le conoscenze necessarie per risolvere un problema appartenente al suo ambito professionale; il problema è uno stimolo per attivarsi a raccogliere informazioni che poi utilizzerà per comprendere le varie situazioni che gli si presentano (*problem based learning*);
- valutazione valida: tappa fondamentale, è un processo sistematico che permette di misurare il grado di raggiungimento degli obiettivi educativi attraverso uno strumento di misura che deve rispondere a criteri di qualità, validità, affidabilità oggettiva e comodità. Nella valutazione lo studente trova spunti per la motivazione all'apprendimento, diversamente dal processo di autovalutazione in cui può scoprire lacune e carenze culturali e tecnico-professionali trovando le soluzioni formative per colmarle (Guilbert, 1994).

Si riporta di seguito il modello delle competenze che si riferisce a conoscenze, abilità e comportamenti specifici professionali; alcune competenze sono dette "trasversali" perché condivise con le altre professioni sanitarie; le competenze "specifiche" sono riferite alle attività proprie del logopedista e riguardano l'educazione alla salute, la prevenzione, la valutazione e la riabilitazione nella clinica logopedica.

Competenze professionali del logopedista

Di seguito sono descritte le riserve di esercizio di esclusiva competenza professionale del logopedista:
* Valutazione e bilancio nella clinica logopedica;
* Cura e riabilitazione;
* Prevenzione;
* Educazione terapeutica;
* Adozione ausili in riferimento alla valutazione.

Valutazione e bilancio nella clinica logopedica

Assumere informazioni oggettive e soggettive attraverso l'utilizzo di strumenti standardizzati, colloqui e osservazioni per l'identificazione dei bisogni riabilitativi logopedici della persona e della collettività; formulare i relativi obiettivi terapeutici attraverso specifiche procedure di valutazione funzionale; identificare i bisogni fisici, psicologici e sociali suscettibili di recupero funzionale della persona.

Cura e riabilitazione

Pianificare l'intervento di cura e riabilitazione logopedica, definire il programma riabilitativo, collaborare alla stesura del progetto riabilitativo, individuare le modalità terapeutiche più adeguate, eseguire l'intervento riabilitativo secondo il progetto/programma. Valutare l'*outcome* e le risposte dell'intervento riabilitativo registrandone le modificazioni, prevenire e affrontare le situazioni critiche, attuare interventi mirati per fronteggiare situazioni critiche.

Prevenzione

Promuovere la salute, individuare i bisogni preventivi della disabilità, promuovere le azioni necessarie al superamento della disabilità, prevenire ulteriori aggravamenti della disabilità.

Educazione terapeutica

Realizzare interventi di educazione terapeutica, stabilire una relazione di aiuto atta a sostenere la persona assistita, definire un progetto educativo efficiente ed efficace, istruire la persona assistita e i familiari ad apprendere abilità di autocura e recupero funzionale, valutare il fabbisogno educativo della persona assistita e della famiglia, valutare in itinere l'aderenza al progetto educativo.

Adozione ausili in riferimento alla valutazione

Riconoscere le risorse comunicative del paziente, individuare e selezionare gli ausili adatti al superamento della disabilità con l'obiettivo di migliorare la qualità della vita, addestrare l'utente e i familiari all'uso ottimale, verificare l'impatto e le utilità nelle ADL, programmare l'*outcome* e le risposte all'intervento.

Competenze professionali di base

Conoscere e possedere le competenze per analizzare le dimensioni culturali, sociali, ambientali e comunicativo-linguistiche della lingua parlata e scritta del Paese dove si esercita.

Competenze professionali generali

1. Conoscere i principi culturali, professionali, legislativi e organizzativi di base per la corretta definizione e applicazione di percorsi e procedure, per impostare la continuità assistenziale e socio-assistenziale nelle strutture sanitarie pubbliche e accreditate;
2. effettuare progettazione organizzativa utilizzare strumenti di integrazione e proporre soluzioni ai problemi di ordine organizzativo, in collaborazione con altre figure professionali;
3. gestire la privacy in ambito sanitario, analizzando il trattamento dei dati e orientando il proprio comportamento al segreto professionale nel rispetto sia dei dati che del paziente;
4. monitorare, con l'identificazione precoce, la propria attività lavorativa rispetto a criticità organizzative ed errori di intervento clinico;
5. utilizzare indicatori di misurazione della qualità del proprio intervento clinico, potenziare l'aggiornamento e l'autoapprendimento elaborando e promuovendo progetti di miglioramento;
6. progettare ed erogare programmi di formazione, identificando e formulando gli obiettivi generali e specifici dell'apprendimento;
7. monitorare i programmi di formazione, valutando l'appropriatezza degli interventi formativi (didattica e tirocinio);
8. identificare specifici ambiti di ricerca in base a criteri epidemiologici e raccogliendo dati relativi al proprio ambito di competenza e implementandoli nella propria attività clinica al fine di migliorare la qualità della salute;
9. fornire attività di consulenza per gli specifici ambiti di competenza, anche su prodotti tecnologici e su aspetti giuridici;
10. applicare i principi del Codice Deontologico nella propria attività professionale, nei confronti dell'utente e delle altre figure;
11. fornire attività di counselling logopedico per la comunicazione in area problematica, per attivare le risorse e le capacità di risposta del cliente e coinvolgere la famiglia e i *caregivers* nel percorso riabilitativo della persona assistita.

Competenze professionali specifiche

1. Realizzare interventi educativi in ambito logopedico attraverso l'identificazione, l'analisi e le risposte fornite ai bisogni di salute della persona e della collettività;
2. valutare il fabbisogno educativo in specifici ambiti di riferimento, attuazione dei modelli educativi e valutazione del progetto educativo logopedico;
3. promuovere e realizzare interventi di prevenzione utilizzando strumenti di *screening* per l'individuazione precoce delle alterazioni cognitive, comunicativo-linguistiche e funzionali e il riconoscimento dei fattori di rischio in età evolutiva adulta e geriatrica;
4. identificare e promuovere l'acquisizione di comportamenti idonei e strategie di compenso in grado di modificare o ridurre la disabilità in età evolutiva adultae geriatrica;
5. praticare le modalità di gestione del colloquio nella clinica logopedica come strumento di acquisizione e interpretazione di dati utili per la conoscenza delle caratteristiche comunicativo-linguistiche in età evolutiva, adulta e geriatrica;
6. utilizzare i principi e le teorie della linguistica nella valutazione delle componenti della comunicazione, del linguaggio verbale, non verbale e scritto della persona e della collettività;
7. conoscere e utilizzare le conoscenze psicologiche ai fini della realizzazione dell'intervento logopedico relativamente alle funzioni cognitive, linguistiche e relazionali;
8. applicare metodologie di analisi e interpretazione dei bisogni di salute attraverso procedure di osservazione per assumere informazioni quanti-qualitative soggettive e oggettive in età evolutiva, adulta e geriatrica;
9. utilizzare, in base alle evidenze, i dati clinici e di strumenti di valutazione standardizzati per pianificare modelli educativi e riabilitativi orientati alla prevenzione e cura dei disordini del linguaggio e della comunicazione;
10. gestire la cartella logopedica in conformità alla normativa vigente;
11. utilizzare specifici strumenti e procedure di valutazione per l'inquadramento e il bilancio logopedico dei disordini del linguaggio e della comunicazione;
12. collaborare alla stesura e alla realizzazione del progetto riabilitativo;
13. pianificare e realizzare il programma riabilitativo per raggiungere gli obiettivi terapeutici;
14. individuare e implementare l'utilizzo di ausili più idonei, adeguati ed efficaci nella gestione della disabilità;
15. orientare l'intervento riabilitativo logopedico alle evidenze scientifiche e alle linee guida;
16. verificare l'*outcome* e l'aderenza al programma riabilitativo in prospettiva ecologica;
17. realizzare counselling logopedico con l'assistito, il *caregiver*, la famiglia e le diverse agenzie sociali;
18. realizzare con appropriata metodologia d'intervento logopedico *setting* individuali e di gruppo.

Il Core Curriculum: obiettivi e requisiti

Una volta definite le competenze di base generali e specifiche del laureato in logopedia, sono stati elaborati gli obiettivi educativi specifici del Core Curriculum (CC) e di quest'ultimo è stata revisionata un'edizione già prodotta in passato (2003) su indicazione della Conferenza Permanente dei Corsi di Laurea delle Professioni Sanitarie, con il coinvolgimento delle Commissioni Nazionali di tutti i Corsi di Laurea.

Il CC è uno strumento che definisce in maniera precisa, completa e puntuale l'insieme di contenuti essenziali che ogni studente deve aver acquisito in modo adeguato al termine del percorso formativo. Per contenuti si intendono le conoscenze teoriche, le competenze, le abilità pratiche e i comportamenti necessari allo studente per svolgere una professione che deve essere sempre più capace di dare risposte adeguate ai bisogni di salute del cittadino. Il CC è un punto di partenza che porta al miglioramento della qualità educativa del percorso formativo, e ha lo scopo di stimolare il confronto fra le varie realtà accademiche a livello nazionale, consentendo di creare percorsi più uniformi e, quindi, più spendibili da un punto di vista occupazionale, sia sul territorio nazionale che europeo.

Il CC rappresenta inoltre un prerequisito indispensabile alla creazione e alla realizzazione di innovazioni nella formazione. Il suo utilizzo è senz'altro utile per condividere terminologie, contenuti e obiettivi a livello nazionale, favorire la comunicazione fra docenti e facilitare l'auto-programmazione didattica degli studenti. Nel lavoro intrapreso, l'attenzione si è focalizzata sui seguenti punti:

- individuare le basi per una solida preparazione interdisciplinare, senza perdere di vista l'obiettivo specifico del profilo professionale;
- individuare le competenze necessarie al professionista per svolgere il suo lavoro evitando ridondanze;
- responsabilizzare i docenti nel raggiungere gli obiettivi di acquisizione di una competenza accademico-culturale di livello universitario, ottimizzando il tempo disponibile.

Uno degli obiettivi principali del CC è dare all'attività formativa di base una pianificazione, avente la stessa serietà scientifica dell'attività di ricerca (*best evidence medical education*), con idonee conoscenze didattiche e un efficace approccio pedagogico. Il raggiungimento di tale scopo si realizza attraverso la sinergia di questi tre piani:

- piano culturale: adattamento del patrimonio scientifico di ogni ambito specifico alle effettive necessità per l'esercizio della professione considerando le reali risorse di apprendimento dello studente (tenendo conto dei limiti previsti dall'assegnazione dei Crediti Formativi Universitari, CFU);
- piano didattico: superamento della specificità dei contenuti di ogni singolo docente per raggiungere una visione di insieme ampia e integrata, essenziale per la formazione globale dello studente (corsi integrati);
- piano programmatico: definizione di adeguate metodologie di valutazione che

tengano conto degli obiettivi per conseguire le competenze cognitive, relazionali e di azione (gestuali) necessarie allo svolgimento della professione (didattica frontale, didattica pratica, seminari, tirocinio, ecc.).

Classificare le competenze professionali in tre campi è utile ai docenti per formulare gli obiettivi pedagogici. La professionalità del logopedista si articola in un insieme di competenze intellettive, relazionali e tecniche che il professionista utilizza in maniera integrata. Ad esempio interpretare i dati di un esame strumentale, pianificare interventi riabilitativi e riconoscere problemi organizzativi sono competenze del *campo intellettivo*. La capacità di accogliere una persona con problemi di salute, raccogliere le informazioni necessarie per pianificare interventi riabilitativi, informare e illustrare il percorso riabilitativo sono competenze del *campo della comunicazione interpersonale*. Eseguire prove di valutazione, attuare tecniche e performance riabilitative complesse sono competenze del *campo dei gesti*.

È solo a scopo didattico che le singole azioni dell'operatore sanitario vengono scomposte nei tre campi. È utile per favorire i processi di apprendimento identificare quale sia il campo dominante nell'azione professionale da apprendere o migliorare e trasformarlo in obiettivo educativo, in modo da individuare il metodo di valutazione più valido per verificare il raggiungimento degli obiettivi formativi e quale metodo di insegnamento/apprendimento sia il più efficace e pertinente per far conseguire quelle determinate competenze professionali allo studente (Guilbert, 2002).

Il Core Curriculum, per una definizione e struttura corretta, deve tener conto dell'intera esperienza di apprendimento dello studente, di tutti gli obiettivi che deve raggiungere e anche di tutti i mezzi da utilizzare per consentirne il raggiungimento. Gli obiettivi devono essere strumenti per progettare, realizzare e valutare tutto il percorso formativo; di conseguenza devono rispondere alle seguenti indicazioni:

- considerare le competenze (*competence*), previste nel profilo professionale, che lo studente deve acquisire durante il percorso formativo;
- considerare quali esperienze formative e didattiche lo studente dovrà affrontare per acquisire le competenze professionali;
- considerare il modo più efficace di organizzare i percorsi di apprendimento (varietà di tipologie didattiche);
- considerare il modo più coerente e idoneo di valutazione per rilevare i risultati raggiunti rispetto agli obiettivi iniziali.

In queste indicazioni troviamo obiettivi che coinvolgono lo studente, il docente, il corso stesso, ma anche l'Ordine, il Collegio e le Associazioni Professionali.

Abbiamo detto che il Core Curriculum definisce ciò che è essenziale, di conseguenza l'attenzione va concentrata sugli obiettivi specifici, che devono rispondere a queste prerogative:

- *pertinenza*: l'obiettivo deve coincidere con un compito professionale che risponda ai bisogni prioritari di salute della popolazione;
- *precisione*: l'obiettivo deve essere descritto con chiarezza in termini di azioni con-

crete che lo studente deve saper compiere al termine del periodo di formazione;
- *realizzabilità*: l'azione da apprendere deve essere attuabile, sia in termini di tempi fissati che di mezzi adoperati;
- *osservabilità*: l'azione deve poter essere osservata sia dallo studente, attraverso l'autovalutazione, sia in maniera oggettiva dall'esterno, sotto forma di risultati raggiunti;
- *misurabilità*: gli effetti dell'azione devono essere misurabili, e per questo motivo vanno definiti a priori il livello di autonomia e di abilità che lo studente deve raggiungere;
- *continuità*: gli obiettivi devono mantenere fra loro un punto di contatto.

La formulazione di una lista di obiettivi richiede un'ottica di tipo integrato, e cioè saper mettere in relazione un obiettivo con l'altro, consentendo un aumento della significatività e potenziando l'incidenza formativa per favorire un legame fra le istituzioni, i docenti e gli studenti (Bloom, 1990).

Metodologicamente, per la definizione di un determinato obiettivo è utile iniziare la descrizione con l'uso di un verbo all'infinito che identifichi quale azione lo studente deve compiere per il raggiungimento dell'obiettivo in questione. Il CC si pone quindi come strumento di cambiamento e, considerata la sua semplicità di lettura, deve svolgere un'azione di stimolo, soprattutto verso i docenti, nell'individuare nuovi modi e nuovi strumenti di lavoro.

Un corso di laurea ben strutturato consente:
- un adeguato apprendimento dello studente in termini di acquisizione di nuove conoscenze e competenze;
- uno sviluppo delle competenze del docente, sia in termini di aggiornamento di conoscenze pregresse, sia come capacità di gestione della comunicazione e dell'organizzazione didattica del corso;
- lo sviluppo dell'intero sistema di apprendimento, che converte in bisogni formativi tutte le esperienze significative che si svolgono al suo interno.

I criteri che abbiamo considerato per la sua composizione sono stati:
- la definizione chiara e completa degli obiettivi da conseguire per l'apprendimento di ciascuno degli ambiti, in modo da pianificare e collegare in modo efficace gli obiettivi con i contenuti;
- la selezione dei contenuti pertinenti e rilevanti rispetto alle discipline, valorizzando le competenze culturali e utili in logopedia;
- il collocamento in ordine alfabetico rispetto alla denominazione delle discipline o moduli (di base, caratterizzanti, professionalizzanti);
- la descrizione delle competenze professionali che lo studente deve possedere a fine corso, precisando il livello di autonomia e di abilità che deve raggiungere;
- la segmentazione dei contenuti in unità didattiche elementari per precisare ciò che il docente dovrà insegnare e il livello di approfondimento delle conoscenze che lo studente dovrà raggiungere.

La configurazione professionale specifica si acquisisce anche con l'esperienza diretta all'interno degli ambiti professionali, da qui la necessità per lo studente di avere tempi e modi adeguati per riflettere su questa esperienza, e non ci riferiamo all'apprendimento imitativo di abilità semplici ma a quello che valorizza l'interscambio tra studente ed esperti professionisti in una situazione reale, con produzione e creazione di raccordi tra teoria e pratica per acquisire gli aspetti più rilevanti della pratica professionale. Apprendere dall'esperienza è "pensiero in azione" (Shon, 1992; Knowles, 2002).

Nei corsi di laurea delle professioni sanitarie una grande sfida da affrontare è il superamento della dicotomia fra gli apprendimenti teorici e quelli pratici, rendendo a questi ultimi tutto il valore del sapere, del fare e dell'agire che caratterizzano i corsi di laurea a forte orientamento professionale. Il sapere pratico è misurato in tre punti:

a) il docente deve essere in grado di accompagnare lo studente nel percorso formativo seguendo le procedure e gli atti professionali, documentando e motivando, con atteggiamento critico, le scelte fatte in base alla letteratura specialistica e all'esperienza personale, con lo scopo di dare valore alla centralità della persona oggetto di interesse (nulla è automatico, routinario o improvvisato); l'aggiornamento scientifico va accompagnato all'attenzione costante per l'unicità degli eventi e la specificità dei problemi;

b) il sapere pratico deve sempre tenere conto della rilevanza epidemiologica dei bisogni riscontrati, della loro frequenza e della gravità con cui certi sintomi si presentano nell'attività professionale; attenzione particolare sarà posta al vissuto emotivo del paziente nell'affrontare la malattia e l'evoluzione della stessa;

c) il *setting* dell'insegnamento pratico è il contesto reale (malato, famiglia, comunità, ecc.); questo tipo di insegnamento attiva il *problem solving* e porta lo studente a misurarsi con processi decisionali dovendo valutare situazioni complesse, sia sul piano cognitivo sia organizzativo/gestionale, senza mai dimenticare anche gli aspetti emotivi (conoscenza di sé, dei propri limiti, delle proprie ambizioni e frustrazioni).

Il sapere professionalizzante permetterà allo studente di riconoscere il problema in questione, il relativo contesto e il modo più adatto di rapportarsi (esperienza di Maastrich); quindi, partendo dall'esperienza clinica e, ancor prima, dai bisogni del cittadino/cliente, si dovrà risalire ai bisogni reali di conoscenze da acquisire. Per scegliere quello che si può apprendere bisogna prima di tutto sapere a che cosa servirà quella conoscenza: è necessario quindi partire dai profili professionali, e cioè dalle competenze specifiche, per definire gli obiettivi formativi (conoscenze, abilità pratiche e relazionali). L'innovazione culturale consiste nel fatto che il docente dovrà focalizzare l'attenzione non solo su teorie e testi, ma anche sulla sua esperienza professionale, calibrando la crescita dei programmi non solo sulle basi scientifiche ma anche sulle richieste e sollecitazioni che vengono dalle varie realtà (Lichtner, 2004).

Le Unità Didattiche Elementari

I contenuti dell'apprendimento sono obiettivi educativi specifici ed è necessario distinguere quelli irrinunciabili da quelli accessori. I contenuti irrinunciabili costituiscono il Core Curriculum e sono suddivisi in stringhe chiamate Unità Didattiche Elementari (UDE). La scelta e la definizione delle UDE è stata elaborata tenendo presente il profilo professionale, cioè la *mission* del corso di laurea, e partendo da quelle che sono le competenze specifiche del logopedista arrivando alla fine a uno specifico contenuto didattico.

Le UDE sono descritte mediante indicatori che definiscono in modo analitico il livello delle conoscenze, l'acquisizione di competenze e la correlazione con la pratica. Gli indicatori riguardano:

- il grado di conoscenza teorica (se superficiale, generale o approfondita);
- il tipo di competenza che lo studente deve acquisire: mnemonica (solo di conoscenza), interpretativa (saper scegliere) e decisionale (saper risolvere i problemi);
- il tipo di abilità necessaria: il contenuto dell'apprendimento cognitivo, gestuale, relazionale (Guilbert, 2002).

Bisogna sapere che le UDE possono corrispondere a uno o più obiettivi didattici integrati, o complementari, ma che non sempre corrispondono a una lezione e che non sono elencate rispettando una propedeuticità didattica, ma differenziate per ambito culturale, cioè non sempre corrispondono a un Settore Scientifico Disciplinare (SSD), in quanto questi sono suscettibili di cambiamenti a seconda delle modifiche che possono verificarsi in ambito legislativo riguardanti la formazione delle professioni sanitarie (vedi DM 22 ottobre 2004, n. 270, legge Moratti). L'ambito culturale di cui si è parlato prima racchiude al suo interno diversi argomenti; può quindi assumere anche una dimensione multidisciplinare indispensabile per affrontare un problema o evidenziare delle alternative presenti a livello scientifico e indicare le possibili vie di soluzione.

Tutte le UDE che compongono il Core Curriculum concorrono inoltre a formare gli obiettivi didattici specifici dei Corsi Integrati o Insegnamenti (secondo le nuove indicazioni della legge Moratti) e hanno come caratteristica peculiare quella di non essere argomenti suscettibili di insegnamento, quanto azioni vere e proprie, identificate con un verbo: azioni, teoriche o pratiche che siano, che lo studente deve essere in grado di compiere per dimostrare il livello di apprendimento. I Corsi Integrati o Insegnamenti prevedono ampi margini per attivarsi in percorsi formativi ben strutturati e di varia composizione, coerenti con gli obiettivi che definiscono l'essenza specifica del corso di logopedia.

La costituzione di questi Insegnamenti deve tener presente i seguenti aspetti: il rapporto tra scienze di base e scienze cliniche, il rapporto tra formazione scientifica e formazione umanistica, il rapporto tra la formazione tradizionale radicata nell'esperienza e l'esigenza di nuove competenze socio–economiche e organizzativo–gestionali, ormai essenziali nella formazione del logopedista. È importante focalizzare le energie su obiettivi quali l'interdisciplinarietà e la multiprofessionalità, a sostegno di una visione integrata delle esigenze della persona e della collettività e a supporto del lavoro in equipe, efficace e funzionale, conciliando l'autonomia dei singoli atenei con una formazione di base condivisa e in sintonia a livello nazionale.

Il corso integrato o insegnamento deve superare la frammentazione delle conoscenze disciplinari e costruire l'unità del sapere, deve essere considerato come uno strumento flessibile ed efficace sia dal punto di vista culturale che relazionale, integrando affinità culturali reali tra i diversi settori scientifici disciplinari. Per costruire un insegnamento è necessario:

- strutturare un livello di omogeneità culturale interna agli obiettivi formativi del corso che sia coerente e congruente;
- definire le competenze all'interno del corso integrato al quale afferiscono diversi docenti;
- programmare i corsi per nuclei tematici integrati, e non secondo linee indipendenti sostenute dal singolo docente;
- scegliere un metodo di valutazione dello studente che rifletta l'integrazione delle competenze e lo sforzo di sintesi interdisciplinare, e non solo la specificità delle conoscenze valutate settore per settore.

Il Coordinatore del corso di laurea ha il ruolo chiave di:
- richiedere omogeneità di comportamenti da parte dei docenti che compongono il team, esigendo programmi chiari ed equilibrati, formulati sulla base della propria esperienza professionale ma che esprimano i concetti essenziali relativi al corso (*core*) e agli ambiti di lavoro (*clinical skills*) specifici;
- aiutare a trasformare il sapere teorico in sapere esperto;
- favorire il confronto con i coordinatori allo scopo di evitare lacune e ripetizioni.

Un elemento fondamentale del progetto formativo è sicuramente il Consiglio di Corso di Laurea (CCL): organismo piuttosto libero in grado di esercitare la propria creatività pedagogica, diventa responsabile della costruzione del percorso specifico caratteristico della formazione, mantenendosi coerente con il quadro di valori etici, intellettuali e professionali ed esplicitandone i principi, i contenuti, i metodi, i criteri di valutazione, anche nel rispetto della libertà di scelta degli studenti, prevista e tutelata dalla normativa.

Un programma formativo, comunque, nel raggiungimento dei suoi fini non può prescindere dagli obiettivi generali di tutta la facoltà, pertanto anche un corso integrato deve trovare una precisa collocazione nel panorama globale della formazione (Binetti, 1998). Cooperazione, chiarezza, definizione degli indicatori e misurabilità sono garanzie della realizzazione del progetto formativo. È importante creare anche un sistema di verifica e monitoraggio del progetto formativo, in modo da averne sempre presente lo sviluppo graduale; le modalità di valutazione sono un obiettivo importante e devono soddisfare sia le aspettative degli studenti che dei docenti. Una valutazione deve essere pluridimensionale, in modo da rilevare il profilo delle competenze dello studente in modo profondo e realistico. È essenziale comunque, per la crescita e lo sviluppo dello studente, creare un clima di tipo non competitivo ma cooperativo nel quale le persone, sentendosi a proprio agio, siano stimolate alla partecipazione (Lotti, 1991).

Bisogna saper cogliere anche i più piccoli segni di miglioramento, valorizzandoli e trasmettendoli al contesto per rilanciare ottimismo e volontà d'impegno, supportati dall'esperienza positiva espressa con i risultati ottenuti.

Metodologie didattiche

Nella stesura di questo lavoro, volendo consentire una più facile lettura del Core Curriculum, volontariamente non sono state indicate le metodologie didattiche più opportune per le singole UDE e si è voluto lasciar spazio ai docenti nello scegliere e gestire al meglio la modalità didattica, che comunque è suggerita attraverso una corretta interpretazione dell'azione che viene indicata per il perseguimento degli obiettivi didattici. Contemporaneamente, ci è sembrato utile fare una panoramica sulle varie modalità didattiche e anche sugli strumenti che possono favorire l'apprendimento dello studente (Rotondi, 2002).

Le metodologie didattiche che verranno utilizzate per le singole UDE dovranno essere scelte in base alla loro capacità di assicurare, in termini di efficacia ed efficienza didattica, il raggiungimento degli obiettivi previsti (Binetti e Valente, 2003). Per i docenti si tratta di porsi dal punto di vista degli studenti, rinunciando qualche volta a quello che è "più comodo", tendendo normalmente a muoversi entro i confini della lezione tradizionale (atteggiamento purtroppo ancora molto diffuso fra i docenti).

La didattica è tutto ciò che attiene alla forma che assumono i saperi nel divenire oggetto di insegnamento. La scelta di un modello didattico, rispondendo a una seria riflessione scientifica, deve garantire il raggiungimento dei migliori risultati possibili al maggior numero di studenti interessati a quella specifica formazione.

Importante è anche l'alternanza delle varie modalità didattiche, in modo da risultare uno stimolo per l'attenzione e la concentrazione degli studenti; in questo modo si evitano fattori di accumulo di stress e si consente una migliore interiorizzazione degli obiettivi attraverso una esposizione graduale e interattiva (Rotondi, 2002). È importante procedere con un grande realismo pedagogico e quindi, mettendo lo studente al centro del sistema formativo, è possibile far ruotare intorno alle sue esigenze i diversi modelli. Ciò consente di valorizzare sia i diversi stili di insegnamento dei docenti, sia i diversi stili di apprendimento degli studenti. Sicuramente però bisogna tener conto anche di alcuni possibili vincoli anche strutturali, che potrebbero limitare l'eventuale scelta fatta (Binetti, 1998), ad esempio:

- la disponibilità delle risorse del singolo corso, sia in termini di docenti che di logistica (come il numero di aule a disposizione);
- il numero di studenti (pochi o troppi);

- gli obiettivi che si desidera raggiungere (considerando soprattutto il fattore tempo);
- i criteri e il tipo di valutazione che verranno poi adottati alla fine del corso.

In termini di didattica, un'importante innovazione fu introdotta con l'articolo 13 della Legge 19 novembre 1990, n. 341 che impose alle Università l'obbligo di istituire il tutorato. Il tutorato è una metodologia didattica finalizzata a orientare e assistere lo studente, promuovendo la sua partecipazione attiva a tutte le attività formative, organizzative e anche gestionali della struttura universitaria. In questo paragrafo tratteremo di didattica frontale (o classica), pratica, in compresenza e faremo qualche accenno ai nuovi materiali didattici: nell'insegnamento attuale, infatti, viene data grande importanza all'utilizzo dei materiali didattici che permettono di agevolare gli studenti nell'apprendimento.

A fronte del vecchio materiale didattico, ormai giudicato obsoleto, oggi si dispone di mezzi, quali i computer, che consentono una presentazione su *slides* animate e integrate fra loro che sicuramente catturano l'attenzione dello studente. Un'altra opportunità consiste nei collegamenti in rete, che permettono di mostrare agli studenti quanto materiale è disponibile in quel momento sui siti dedicati e quale sia il percorso da fare anche da soli per ampliare una conoscenza o fissarla meglio nella memoria. Non meno valido è l'uso di filmati scientifici registrati su DVD che consentono una migliore manipolazione e possono trasformare una lezione formale in un vero e proprio laboratorio interattivo. Qualunque sia la metodologia didattica scelta, non bisogna trascurare la dimensione interattiva, che passa proprio attraverso il dialogo, e il docente che non considera ciò dovrà farsi carico della responsabilità dei risultati dell'apprendimento dello studente.

Fondamentale per il docente è come gestire il contesto interattivo, individuando le domande da porre agli studenti in funzione degli obiettivi che lui stesso ha contribuito a identificare. In ogni lezione il docente può porre domande mediante le tecniche di "*brain storming*" e "memoria", che fanno riferimento ad aspetti propri della capacità mnemonica e che consentono di verificare se gli studenti sono in grado di utilizzare un'informazione fornita in precedenza. O ancora, attraverso le tecniche di "interpretazione" e di "applicazione" è possibile verificare se gli studenti sanno applicare regole conosciute in contesti nuovi e/o sanno ricercare nuove soluzioni e alternative a modalità già consolidate. È importante, inoltre, sollecitare gli studenti a formulare giudizi su questioni complesse, stimolandoli ad argomentare adeguatamente le loro posizioni interagendo all'interno del gruppo. L'importante è che il docente sappia coinvolgere l'intero gruppo di studenti, evitando di polarizzare le discussioni su pochi e di far sentire esclusi gli altri: tutto ciò renderà le lezioni vivaci e coinvolgenti (Guilbert, 1989a). Anche la didattica in compresenza, svolta cioè da più docenti appartenenti soprattutto allo stesso corso integrato, può dare agli studenti una maggiore integrazione dei contenuti proposti nel corso.

Le tipologie didattiche di riferimento (Binetti e Valente, 2003) sono indicate di seguito.

Tavola rotonda: un gruppo di docenti affronta un argomento da diversi punti di vista, che possono anche essere divergenti e contradditori, ma che consentono allo studente di comprendere la complessità del problema e lo stimola sia a sviluppare una propria opinione sia uno spirito critico, capace di cogliere le eventuali contraddizioni. La diversità dei punti di vista non deve però inficiare la qualità della relazione e il reciproco rispetto, evitando che gli studenti fraintendano le diverse posizioni, e cioè attribuendole più a divergenze personali che a effettive contraddizioni presenti sull'argomento.

Simposio: i docenti sviluppano diversi aspetti di un tema in modo sequenziale, alternandosi per dare informazioni che si completano, fino a permettere agli studenti di farsi un'idea il più possibile completa su un tema. Ad esempio, il disturbo afasico affrontato dal punto di vista della ricerca scientifica, degli aspetti clinici e delle prospettive terapeutiche, dei risvolti psico-sociali, dell'organizzazione nei centri di riabilitazione, della prevenzione, del counselling, ecc.

Panel: un gruppo di docenti discute in merito a un problema mettendo in comune le conoscenze per giungere a una soluzione condivisa. Ad esempio, un caso clinico in cui medico, logopedista, psicologo e altre figure cercano di individuare non solo la diagnosi, ma anche un piano di trattamento che preveda punti di vista e orientamenti clinici diversi e che vanno confrontati, cercando di bilanciare rischi e prospettive in un'ottica di appropriatezza.

L'efficacia didattica è comunque legata a un mix di metodologie di insegnamento scelte dai docenti con l'obiettivo di sviluppare alcuni ambiti più di altri (O'Connon e McGrow, 1997).

Altri strumenti sono:

- *seminari*: in cui un gruppo di studenti, attraverso sessioni di lavoro programmate, ricerca e studia un tema, ricorrendo a fonti originali di informazione e con lo scopo di produrre una relazione, o un piccolo documento, che rifletta l'itinerario seguito e le conclusioni raggiunte;
- *dibattiti*: argomenti che hanno rilevanza nel piano di studi vengono sviluppati da un gruppo di studenti in modo da alimentare interesse e curiosità nel gruppo-classe, sollecitando ad approfondire meglio l'argomento sotto vari punti di vista;
- *gruppi* (tipo Phillips 6x6): il gruppo-aula si divide in piccole unità di almeno sei studenti che, senza allontanarsi dall'aula e senza spostarsi dal proprio posto, al termine di una lezione o di una conferenza discutono per sei minuti di un argomento e formulano domande oppure rispondono a domande poste dal docente o dal relatore;
- *l'intervista collettiva*: un gruppo di studenti pone a un gruppo di docenti esperti una serie di domande di approfondimento per comprendere meglio aspetti più complessi in cui si sono imbattuti, o per verificare perché siano giunti a conclusioni diverse nei vari gruppi, pur avendo a disposizione gli stessi dati e presumibilmente la medesima preparazione culturale;
- *conversazione*: un docente esperto affronta un tema presentandolo come esperienza personale, rivelando gli aspetti legati alla nascita di un'idea, di una teoria, alle modalità di collaborazione, alle difficoltà incontrate, alle strategie attivate per risolverle ecc.;

- il *focus group*: tecnica usata per rilevare opinioni e atteggiamenti diversi, denominata "intervista di gruppo", in cui i partecipanti discutono e si confrontano sul tema oggetto d'indagine. Tale modalità permette di formarsi un'opinione anche nel corso della discussione o di modificare quella espressa inizialmente, in modo da formulare, alla fine con maggiore convinzione, la propria posizione sul tema.

L'utilizzo integrato e alternato delle diverse tecniche permette di vivacizzare l'interesse degli studenti, stimolando la partecipazione e sollecitando comportamenti e atteggiamenti diversi che contribuiscono a sviluppare gli ambiti dell'ascolto attivo, le capacità critiche, le capacità argomentative e assicurando allo studente una maggiore e migliore gestione delle proprie risorse intellettuali e comunicative.

L'importanza del tutorato clinico e il ruolo del tutor nella formazione del logopedista

Con la Legge 19 novembre 1990, n. 341 articolo 13 - Riforma degli ordinamenti universitari, si istituisce in Italia l'importante figura del tutor per la formazione universitaria delle professioni sanitarie, con lo scopo di modificare il modello classico di rapporto esistente fra docenti e studenti, dove i primi stanno in cattedra e i secondi seguono le lezioni passivamente.

Bisogna dire che ancora oggi, purtroppo, poco si è modificato nel modo di intendere questo rapporto, ma una distinzione fra il tutor e qualsiasi altro docente del corso sicuramente si è delineata riconoscendo al primo una responsabilità di carattere non solo intellettuale ma anche etica e professionale (Sasso et al, 2006). Ma come si sceglie un tutor? Il CCL, dopo aver definito il progetto formativo del corso di laurea, deve:

1. precisare il ruolo del tutor - "chi è";
2. individuarne le funzioni e gli ambiti di attività - "cosa fa e dove opera";
3. stabilirne le relazioni gerarchico-funzionali - "da chi dipende e a chi risponde del suo operato";
4. elencarne i requisiti e le principali competenze - "livello di responsabilità e conseguente formazione" (curriculum formativo e professionale).

L'ampiezza di possibilità di interpretare questo nuovo ruolo nelle varie Università o Facoltà ha di fatto generato diverse modalità di tutorato e il tutor è stato visto come colui che coordina il corso, facilita la costruzione curricolare, si preoccupa di gestione degli spazi e delle aule, aiuta gli studenti per problemi pratici e logistici, svolge attività in ambito professionale (tirocinio), supervisiona le esercitazioni pratiche e facilita l'apprendimento in piccoli gruppi.

Alla luce della nuova Legge 3 novembre 1999, n. 509 si è resa necessaria una più approfondita riflessione circa la funzione tutoriale, sempre più indispensabile per facilitare i percorsi di apprendimento, ridurre i rischi di abbandono e per avvicinare i giovani in formazione al mondo del lavoro che hanno scelto, rendendoli in tempi rapidi professionisti competenti.

L'istituzione dei diplomi universitari dell'area sanitaria, tramite GU 14 febbraio 1992, n. 37 (modificata il 24 luglio 1996 e successivamente il 10 settembre 1997), conteneva ulteriori riferimenti all'attività tutoriale in rapporto alla formazione pratica degli studenti e ai loro periodi di tirocinio presso strutture esterne all'università. È stato chiesto quindi un esplicito coinvolgimento delle Regioni con protocolli d'intesa, che stabilivano in che modalità il Sistema Sanitario Nazionale avrebbe messo a disposizione del lavoro della formazione universitaria i tutori, con il vincolo specifico che appartengano al medesimo profilo professionale della figura che si vuol formare.

La didattica tutoriale ha comunque un carattere orientativo che ha l'obiettivo di formare e potenziare negli studenti capacità che permettano loro di partecipare ai processi formativi negli ambienti di studio e di lavoro; quindi di approfondire la conoscenza di se stessi, della realtà sociale ed economica, della progettualità, dell'organizzazione del lavoro, del coordinamento delle attività, della gestione di situazioni complesse, della produzione e della gestione di innovazione nelle forme, dei nuovi modi di comunicazione e di relazione interpersonale, dell'auto-aggiornamento. Ulteriori indicazioni sono contenute nella Legge 3 novembre 1999, n. 509, già citata, sull'autonomia didattica, che sottolinea come: "all'incremento di attività di orientamento, affinché queste siano pienamente efficaci nel contesto dell'autonomia, deve corrispondere una serie di modificazioni strutturali e organizzative nelle università e nelle facoltà. Lo sviluppo capillare di attività di tutorato didattico e di tutorato per l'orientamento richiede: la modificazione della comunicazione interna ed esterna, attraverso l'utilizzo di informazioni e conoscenze periodiche sui risultati raggiunti, la programmazione concordata delle attività e della destinazione delle risorse, un ruolo attivo degli studenti, lo sviluppo dei servizi per la partecipazione degli stessi, la formazione e la didattica, un più articolato impegno dei docenti con l'attribuzione di responsabilità precise…". Per tutor si intende quindi una persona esperta in grado di facilitare l'apprendimento di competenze professionali non solo in situazioni di didattica formale, ma soprattutto in quelle di laboratorio prima (didattica pratica) e di azione professionale poi (tirocinio).

Un tutor esperto usa queste diverse modalità di didattica adattandole alla situazione, allo studente, al contesto organizzativo, al clima emotivo e alle risorse presenti in determinati momenti. Nello specifico, per le professioni sanitarie sono state individuate due tipologie di tutor, definite con termini diversi a seconda della realtà, della tradizione e della cultura: il tutor didattico e il tutor clinico.

Il tutor didattico

Il tutor didattico, o d'aula, è una persona affidata a tempo pieno alla sede formativa e si preoccupa anche di problematiche legate alla pianificazione dei corsi, alla gestione dei calendari delle lezioni, dei tirocini e degli esami. Per i corsi di logopedia questa figura si identifica anche come il coordinatore teorico-pratico e del tirocinio del corso. Il tutor d'aula è un facilitatore dell'acquisizione di competenze intellettive, relazionali e gestuali grazie alla conoscenza e all'utilizzo di metodologie didattiche e pedagogiche come ad esempio il *problem based learning* (PBL) (Sasso e Lotti, 2007): l'apprendimento basato sui problemi, o PBL, è un processo attraverso il quale lo studente impara ad analizzare e risolvere problemi sanitari. Tale apprendimento avviene all'interno di piccoli gruppi (5-8 allievi) guidati dal tutor. Tutti insieme cercano di capire, spiegare e risolvere il problema proposto; il problema creato per le finalità dell'apprendimento deve descrivere un certo numero di fenomeni o di fatti tra cui sembrano esserci determinati rapporti, e al quale lo studente deve fornire una o più spiegazioni o soluzioni pertinenti. Il PBL permette agli studenti di:

- attivare le conoscenze pregresse, nella prima fase di analisi del problema, ricercando le conoscenze precedenti e il ricordo di situazioni simili già incontrate nell'ambito professionale;
- lavorare sulle conoscenze con la discussione nel piccolo gruppo, sia prima che dopo aver acquisito nuove informazioni riguardo al problema;
- creare una rete semantica per ripianificare le conoscenze in modo aderente al problema;
- apprendere in un contesto professionale, perché il problema è simile a ciò che troveranno nella realtà professionale e quindi si acquisiscono informazioni contenenti elementi utili per il futuro;
- attivare una curiosità per cercare nuove informazioni che serviranno alla soluzione del problema (curiosità epistemica).

Il tutor non trasmette conoscenze ma è allenatore dei singoli studenti per analizzare e risolvere problemi, facendo domande per favorire il processo di analisi e soluzione dei problemi e guida gli studenti secondo la procedura dei salti (fasi che gli studenti devono completare per ottenere risultati ottimali di apprendimento in merito al problema affrontato). I salti sono:

1. chiarire i termini poco chiari;
2. definire il problema e le sue componenti;
3. formulare ipotesi esplicative;
4. schematizzare le ipotesi e metterle in ordine di priorità;
5. individuare gli argomenti di studio;
6. studio indipendente;
7. sintesi delle informazioni acquisite;
8. autovalutazione del lavoro personale e di gruppo.

Il problema descritto in Appendice 4.1 va analizzato seguendo la procedura dei salti appena descritta. Il tutor dovrà affidare la responsabilità delle attività al gruppo stesso, che dovrà organizzarsi da solo imparando a prendere decisioni su attività e argomenti da approfondire e studiare. All'interno del gruppo un segretario scriverà i contributi dati da tutti i colleghi e un moderatore coordinerà e condurrà le discussioni. La gestione autonoma del proprio apprendimento aiuta gli studenti ad acquisire un metodo che permetterà loro anche in futuro di mantenersi aggiornati: "Lo studente impara a imparare". Il problema può essere presentato in varie forme (Sasso e Lotti, 2007).

Altre metodologie didattiche utilizzate dal tutor didattico sono *il gioco dei ruoli e la simulazione.*

Il tutor lavora con piccoli gruppi organizzando con gli studenti situazioni/casi che li aiutino a sviluppare competenze relazionali focalizzando le loro carenze. Guardando al profilo, molte sono le attività professionali il cui aspetto dominante è quello della comunicazione/relazione. Con il gioco dei ruoli gli studenti imparano a rapportarsi con pazienti, familiari, colleghi e superiori in ambiente protetto diventando consapevoli del proprio stile comunicativo, "la maggioranza delle nostre azioni sono reazioni; sono ruoli appresi nella nostra infanzia, interiorizzati e integrati al punto che non ci rendiamo più conto di dare spesso la stessa reazione, a torto o a ragione in situazioni che non sono più quelle iniziali e nelle quali anche gli attori sono ormai cambiati" (Sasso et al, 2006).

Si propone di recitare situazioni professionali quotidiane che possono essere banali, difficili, irritanti o incomprensibili; questa attività permette di sdrammatizzare e comprendere proprio grazie al fatto che ci si mette nei panni dell'altro. La parte organizzativa del gioco nasce dall'esperienza dell'Università di Maastrich per la formazione del personale sanitario, proprio con l'intento di focalizzare l'attenzione sugli aspetti della relazione e comunicazione.

La preparazione avviene con la scelta degli obiettivi educativi (rispetto al profilo professionale) che si vogliono far raggiungere agli studenti nel campo della comunicazione. Si consegna agli studenti un copione, qualche giorno prima della prova in modo che possano avere il tempo di riflettere e calarsi nel ruolo a loro assegnato. Il copione contiene informazioni, aspettative sull'incontro, risposte a domande specifiche, ecc. Durante la presentazione, in caso di difficoltà, gli studenti possono sempre chiedere una pausa e interrogare i colleghi attori o spettatori su come procedere o se ricominciare da capo con una nuova impostazione.

Il tutor svolge un ruolo di osservatore sul protagonista, gli attori e gli spettatori e controlla i tempi di realizzazione (1/3 per l'organizzazione, 1/3 per lo svolgimento, 1/3 per i commenti), chiede al protagonista di esprimere il suo vissuto con gli altri attori e osservatori. Alla fine il tutor commenterà facendo emergere gli elementi teorici da approfondire nello studio individuale e chiude la seduta.

Un'altra metodologia didattica utilizzata dal tutor didattico sono le *competenze gestuali* (*skills-lab*, laboratorio dei gesti).

I corsi di laurea per le professioni sanitarie sono abilitanti, quindi si deve facilitare e garantire l'acquisizione di competenze professionali utilizzabili fin da subito nel mercato del lavoro. Il professionista deve acquisire competenze di tipo gestuale e manovre tecniche con alto livello di padronanza negli spazi del suo specifico ambito professionale. Il Core Competence è il quadro di riferimento degli obiettivi educativi che gli studenti dovrebbero aver acquisito alla fine del corso di primo livello attraverso un programma di apprendimento da raggiungere nel laboratorio dei gesti, o *skills-lab*. Il laboratorio dei gesti è uno spazio organizzato per:

- la dimostrazione di manovre professionali;
- la visione di video e materiale audiovisivo;
- la pratica su manichini o simulatori tridimensionali;
- l'incontro con pazienti standardizzati in sale con registrazione interna o specchio unidirezionale;
- l'esercitazione tra studenti e colleghi.

Gli *skills-lab* sono stati sperimentati e sono in uso all'Università di Maastricht in Olanda, e a questo fine vengono utilizzate più sale attrezzate per lo svolgimento di attività pratiche previste per il personale sanitario (dall'esame obiettivo del paziente alle tecniche specifiche e manovre terapeutiche).

L'apprendimento delle competenze gestionali avviene il più possibile in modo graduale partendo dalla visione della dimostrazione di un esperto, alla prova prima con un manichino, poi con un collega o paziente simulato. Gli studenti prendono visione degli atti e delle sequenze di gesti, ne prendono nota, poi a turno si apprestano a eseguire la prestazione. Il segretario del gruppo annota i singoli atti in una *check-list* nell'esatta sequenza, vengono trascritte soltanto le cose per le quali c'è il consenso di tutto il gruppo e che sono state giustificate in modo convincente (Lichtner, 2002). Alla fine il tutor pone domande di sondaggio, chiede alternative, esplora le conseguenze delle affermazioni con l'obiettivo di creare dissonanze cognitive in modo da far emergere ipotesi esplicative che portano lo studente alla curiosità e lo spingono a cercare sui testi quale ipotesi fra le sue sia corretta. I risultati del lavoro possono essere eventualmente portati in plenaria, nella quale il gruppo può confrontarsi con altri gruppi. Ogni studente avrà riportato su un libretto le *check-list* che certificheranno lungo il suo percorso formativo le esperienze di tirocinio sostenute, utili per l'ammissione all'esame o per la prova certificativa finale.

Il tutor clinico

Il tutor clinico, o di reparto, è un logopedista che, senza tralasciare le funzioni legate al proprio profilo professionale, si dedica alla formazione degli studenti in ambito lavorativo e può trovarsi a svolgere anche un ruolo di docente. Il tutor accompagna lo studente, nel periodo formativo in cui è inserito nella comunità professionale, allo scopo di facilitare l'integrazione tra teoria e pratica e tra i tre campi di apprendimento (sapere, saper fare, saper essere).

L'apprendimento sul campo si costruisce con le risorse a portata di mano in relazione alle risorse strutturali presenti e alle condizioni locali; in questo contesto si può sperimentare la capacità adattativa di trovare soluzioni con i mezzi disponibili in quel momento. Lo studente, in questo periodo membro della comunità professionale, pur con le precauzioni del caso stabilite nel contratto formativo, acquisisce così un patrimonio inestimabile di conoscenze composto non solo da informazioni ma anche da modi di fare, esperienze, tecniche e a volte anche da errori rispetto alla formazione teorica che ha ricevuto. Nell'ambito dell'apprendimento della comunità professionale, il tutor clinico svolge attività di: gestione, previsione delle situazioni contingenti (ostacoli, analisi dei pazienti reali, ecc.), insegnamento attivo (consigli, ragguagli teorici, ecc.), attività personali e professionali (staff, riunioni in equipe, ecc.), valutazione, supporto emotivo (gestire emozioni, incertezze, ecc.), supporto alle contraddizioni del sistema.

Importante è il sostegno che si trasmette affiancando lo studente durante le attività pratiche cliniche e soprattutto la prima volta che esegue certi compiti; nel contratto di tirocinio vanno sempre chiariti i limiti della sua autonomia, con un *feed-back* costante e reciproco lo studente può gradatamente acquisire competenze in un contesto rassicurante in cui ha la possibilità di eseguire la propria attività professionale. Il tutor clinico ha il ruolo di guida all'osservazione di ciò che lo studente fa e guida alla riflessione per aiutarlo a comprendere non solo il contenuto della prestazione, ma anche la complessità della situazione riabilitativa e organizzativa nella quale la prestazione viene eseguita. Complessivamente il tutor ha il compito di guidare gli studenti alla risoluzione dei problemi, all'osservazione, alla ricerca di connessioni, alla formulazione di ipotesi e possibili soluzioni, verificarne l'efficacia e aiutarli a porsi domande più che a fornire risposte.

Di seguito vengono riportate alcune delle metodologie utilizzate.

Il *contratto formativo*: consente di responsabilizzare tutti gli attori all'interno della comunità professionale circa il loro ruolo formativo. Il primo contratto riguarda la relazione tra la sede formativa e quella operativa, il secondo contratto tra sede formativa, tutor e studente.

Il *briefing* (dall'inglese: dare brevi istruzioni in una situazione di lavoro, entrare nel gioco facendo): si definiscono gli scopi – intesi come obiettivi da raggiungere nella giornata – e si stabiliscono le basi per l'analisi dell'esperienza clinica, i tempi, si riconoscono ambiti e limiti dell'esperienza, si coinvolge lo staff professionale rinforzando processi di *problem-solving*. Il tutor deve incoraggiare l'analisi, promuovere l'interpretazione, chiarire sensazioni, stimolare il gioco di squadra, dare fiducia, stimolare l'analisi critica e l'autovalutazione degli obiettivi raggiunti.

Debriefing (dall'inglese: è la valutazione finale, andare a rapporto): si impara analizzando e riflettendo su ciò che si è fatto. Lo scopo è apprendere valutando l'esperienza in termini di nuovi apprendimenti, raccordi con la teoria, ricevendo *feed-back* sull'andamento della pratica clinica; è la trasformazione dell'esperienza in apprendimento riflettendo e traendo significati dall'esperienza stessa (Sasso et al, 2006).

L'ampio numero di crediti assegnati alla formazione professionalizzante in tutti i corsi di laurea delle professioni sanitarie rende necessaria e importante una riflessione sul tutorato clinico, inteso come modalità elettiva di insegnamento per il raggiungimento degli obiettivi in questo ambito. La fondazione teorica del tutorato clinico è quello che caratterizza il sapere esperto, proprio dell'esercizio professionale del logopedista, che si riconosce in un *setting* all'interno del quale la metodologia viene applicata, cioè l'azione formativa si svolge in concomitanza all'assistenza clinica ordinaria.

Il tutorato clinico si riconosce nel *competency based learning*, ossia sull'apprendimento basato sull'acquisizione di competenze (Binetti e Valente, 2003). È necessario che ogni Facoltà elabori una lista chiara e precisa di tutti quegli elementi che definiscono la competenza professionale, e che questi siano la base soprattutto per la definizione dei programmi di apprendimento clinico.

Il tutorato clinico, oltre ad avere il suo fondamento nella competenza, *competency based*, ha anche altre due caratteristiche:

- è fondato sull'apprendimento della padronanza (*mastery learning*), lo studente deve cioè possedere padronanza della propria competenza: non basta che sappia come si fa, che abbia visto farlo e che abbia lui stesso cercato di farlo, deve saperlo e saperlo fare bene. Deve padroneggiare la propria competenza, perché questa sia effettiva ed efficace;
- richiede allo studente una solida capacità di autovalutazione e autoregolazione (*self-pacing*) per saper distinguere quando ha raggiunto la padronanza di cui sopra e può quindi sentirsi realmente competente e responsabile di quanto è necessario e opportuno sapere e fare. Per questo è necessario che lo studente riceva un *feedback* costante delle proprie prestazioni, in modo tale da correggere gli errori e migliorare così le proprie performance.

L'efficacia del *setting* richiede che entrambi i protagonisti coinvolti nel processo, studente e tutore, sappiano stare attenti alle esigenze del paziente e, solo successivamente, si sforzino di estrarre da questa situazione tutto l'insegnamento possibile. In questo contesto si crea un continuo *feed-back* tra tutor e studente che permette la trasmissione di un modello professionale: l'apprendimento della teoria avviene non tanto dall'esperienza in sé, quanto dall'interpretazione della stessa. Le indicazioni sul ruolo del tutor sia nelle attività relative alla funzione metacognitiva sia nelle attività relative alla funzione di consigliere sono riportate da Binetti (Binetti, 1998: Tabella XVIII Ter).

Le attività del tutor relative alla funzione metacognitiva sono:

- favorire l'acquisizione di un efficace metodo di studio;
- aiutare lo studente a focalizzare l'attenzione sulle basi cognitive essenziali per agire in situazioni reali di tirocinio;
- elaborare e aggiornare gli obiettivi educativi del tirocinio in collaborazione con i responsabili delle aree cliniche e tecniche;
- stimolare l'apprendimento degli studenti con i mezzi che ritiene più idonei (casi assistenziali, *role-playing*, ecc.);
- curare la redazione delle valutazioni finali e in itinere delle attività tecnico-pratiche svolte;
- collaborare con il coordinatore delle attività tecnico-pratiche del corso proponendo attività didattiche particolari, sperimentazioni o ricerche al fine di favorire una migliore integrazione della teoria con la prassi professionalizzante;

- concorrere alla valutazione finale dell'apprendimento facendo parte della commissione finale di esame, relativa sia al tirocinio sia alla prova pratica di fine corso.

Le attività del tutor relative alla funzione di consigliere sono:
- accoglienza dello studente all'inizio del percorso formativo informandolo sui servizi offerti dalle strutture nelle quali si inserisce;
- orientare lo studente nella scelta del piano di studio e del calendario degli esami;
- sostenere, su richiesta dello studente, la scelta dell'argomento di tesi proponendo anche le sedi di tirocinio più idonee;
- individuare anche situazioni personali che possano interferire con l'apprendimento dello studente, intervenendo personalmente o indirizzandolo verso altre figure professionali di sostegno (*counselling*);
- fornire tutte le informazioni pertinenti allo svolgimento delle attività teoriche o pratiche;
- proporre attività che stimolino e favoriscano gli studenti al lavoro di gruppo;
- raccogliere tutte le informazioni inerenti allo svolgimento del tirocinio degli studenti (prima, durante e dopo).

Nella prima parte troviamo un tutor che è un docente a tutti gli effetti e svolge i propri compiti in tutte le forme di didattica (pratica clinica, analisi e risoluzione dei problemi, relazione con il paziente) previste dal programma del corso. Il suo ruolo comprende funzioni che possono passare da quella di coordinatore di corso integrato a quella di docente responsabile dell'apprendimento dello studente, anche al letto del paziente (*bed side teacher*). Ciò che però lo caratterizza è il modo in cui svolge il proprio ruolo, sempre teso ad affermare la centralità dello studente, qualunque sia la situazione didattica: dal lavoro in aula alla discussione in piccoli gruppi, dall'esercitazione o simulazione in laboratorio al tirocinio vero e proprio. Questa modalità è definita didattica interattiva e pratica, dove si richiede al tutor di svolgere una funzione più complessa e articolata, nella quale hanno peso rilevante la facilitazione del processo d'apprendimento, che stimola l'approccio critico ai problemi in discussione, e il controllo del funzionamento del gruppo, che aiuta gli studenti a lavorare insieme. In un tutor ben formato tutte le tecniche trovano una loro corretta collocazione e una adeguata utilizzazione a seconda dei contesti e dei bisogni formativi dello studente.

Nella seconda parte troviamo delineata la figura del tutor consigliere, espressamente definita dall'articolo n. 13 della Legge 19 novembre 1990, n. 341: questa figura è imperniata non sull'insegnamento quanto sulla relazione d'aiuto. La sua funzione si esplica, naturalmente, con il contatto diretto con lo studente e soprattutto quando quest'ultimo si trova in difficoltà per vari motivi (difficoltà nello studio, indicazioni di percorsi particolari, demotivazione, ecc.), identificando precocemente la situazione, sostenendolo e stimolandolo a superare i momenti di disagio. Il tutor deve sviluppare capacità di:
- sostegno: cioè "stare accanto" allo studente durante le pratiche cliniche, soprattutto

le prime volte che esegue varie procedure e magari non si sente sicuro. Il sostegno si dimostra allo studente:

- dandogli il tempo di lavorare con ciò che più conosce prima, e poi con ciò che conosce meno, assicurandogli sempre la propria presenza;
- riflettendo sempre con lui dopo aver svolto un'attività;
- rafforzando eventuali comportamenti da lui non ritenuti interessanti;
- rassicurandolo quando lo vede in difficoltà;
- mostrando fiducia nelle sue capacità di risolvere le situazioni difficili;
- discutendo sulle decisioni da prendere e accettando il suo parere;
- gratificandolo nei progressi;
- fissando anche quelli che sono i limiti alle sue prestazioni in completa autonomia;

• osservazione: è importante che lo studente sappia che è osservato dal tutor durante la pratica clinica, onde evitare eventuali situazioni spiacevoli, soprattutto al paziente; l'osservazione da parte del tutor è importante per la gestione di possibili errori, i quali, se non corretti, possono dare origine a procedure sbagliate e non competenti;

• guida: si attua soprattutto quando gli studenti hanno già conoscenza teorica del problema da affrontare e occorre che qualcuno li indirizzi nell'esecuzione corretta, aiutandoli a riflettere sul contenuto della prestazione ma anche sull'eventuale complessità della situazione assistenziale e organizzativa, nella quale quella prestazione viene eseguita.

Si evince quindi, da quanto esposto sopra, che la qualità della relazione interpersonale fra tutor e studente è un requisito importante e che la sua efficacia può condizionare i livelli di apprendimento degli studenti.

Attività formativa di tirocinio

Nella formazione delle professioni sanitarie, anni di esperienza hanno reso evidente che l'aspetto professionalizzante, inserito nel percorso formativo, finalizza e migliora anche gli apprendimenti intellettivi in quanto, se ben guidato e inserito in tempi e modi opportuni, fornisce consapevolezza e senso a tutto il percorso di apprendimento (Guilbert, 1989b).

Il tirocinio universitario assume quindi i tratti di un'attività teorico-pratica ben collocata all'interno dell'organizzazione del Corso di Laurea, e lo scopo è quello di favorire la conoscenza diretta di ambiti esperenziali, la riflessione critica sulle reali modalità operative osservate, l'approfondimento sia teorico sia metodologico di problematiche particolari e la progettazione di nuove linee di intervento. Il momento del tirocinio, realizzato in ambiti identificati come formativi, dovrebbe assumere delle caratteristiche concettuali e operative proprie della ricerca: in quest'ottica la qualità del tirocinio dipenderà dall'interazione continua fra esperienza pratica e conoscenza teorica. Si rende necessario quindi elaborare un vero e proprio progetto fissando le varie tappe.

Ambiti di svolgimento: la scelta delle sedi del tirocinio deve essere subordinata non solo alla pertinenza rispetto ai percorsi formativi, ma anche e soprattutto sia alla qualità dell'assistenza erogata sia alla qualità professionale dei professionisti impegnati in una determinata area.

La scelta degli ambiti specifici di realizzazione dei percorsi formativi clinici è essenziale e va individuata in base ad alcuni criteri quali:

- fasce di età dell'utenza: bambini, adulti, anziani, disabili (comunque secondo quanto definito dal profilo professionale);
- tipologia dell'intervento riabilitativo da erogare (NPI - Neuropsichiatria infantile, sordità, foniatria, ecc.);
- tipologia dei servizi presenti, sia ospedalieri sia territoriali (UONPI - Unità Operativa NPI, ambulatori, RSA, centri diurni, ecc.);
- tipologia dell'assistenza da erogare (riabilitativa, educativa, preventiva e comunque secondo quanto definito dal profilo professionale).

Certamente l'ambito scelto diventa efficace sotto il profilo formativo se lo studente è affiancato a un logopedista esperto in grado di fornirgli la formazione per quanto concerne gli aspetti tecnico-riabilitativi, relazionali e organizzativo-gestionali; altrettanto valida è l'eventuale sinergia che si deve creare con gli altri tutor o docenti del corso per consentire una reale correlazione fra teoria e pratica.

Obiettivi generali: l'Istituzione Universitaria trae dal tirocinio contributi e orientamenti necessari per l'elaborazione e la finalizzazione dei suoi programmi formativi; non da meno le Istituzioni formative e i servizi possono trarre dei vantaggi consentendo evoluzioni metodologiche e spazi di ricerca per la formazione di professionisti competenti: quindi, il rapporto caratteristiche delle strutture – obiettivi degli studenti può essere una garanzia di reciproco interesse e di spinta a un miglioramento continuo.

Tempi e modi: l'attività di tirocinio prevede per il corso di laurea triennale (secondo la legge Moratti) 60 CFU, pari a circa 1500 ore distribuite nei tre anni, e per essere efficace bisogna considerare il significato reale di attività pratica che non sempre risulta significativa per l'apprendimento; bisogna quindi verificare:

- una garanzia di connessione la più organica possibile con gli insegnamenti teorici;
- il monitoraggio dei tempi di tirocinio;
- l'insistenza sui processi sia teorici sia clinici durante il percorso formativo, piuttosto che su eventuali specializzazioni dopo. È essenziale considerare il tirocinio come un momento di training, utile per l'acquisizione sia di competenze di base sia di una chiara identità professionale.

L'efficacia dell'apprendimento è strettamente dipendente dalla situazione nella quale lo studente viene a trovarsi e da come egli stesso si pone nell'affrontare quest'esperienza. Partendo dalla convinzione comune di impostare l'assistenza secondo un approccio globale all'essere umano assistito, nella sede del tirocinio deve essere garantito un approccio riabilitativo in linea con questa visione, fornendo un modello organizzativo che consenta un'assistenza personalizzata che abbia un numero sufficiente di personale competente, un materiale idoneo a un'assistenza di qualità e possibilmente si rivolga a un'utenza che permetta una differente complessità assistenziale. Al momento del tirocinio lo studente sarà coinvolto in un vero e proprio contratto formativo che comporterà l'attivazione di un momento informativo sul percorso da sostenere, sui ruoli e sulle responsabilità di tutte le figure coinvolte e sul processo di valutazione, sia in itinere sia finale, di cui lui stesso sarà parte attiva.

Metodi di organizzazione e tutorato clinico: si è già detto dell'importanza del tutorato clinico ma per maggiore conoscenza riportiamo la citazione del capitolo 13 della Legge 19 novembre 1990, n. 341: "Il tutorato è finalizzato a orientare e assistere gli studenti lungo tutto il corso degli studi, a renderli attivamente partecipi del processo formativo, a rimuovere gli ostacoli, a una proficua frequenza dei corsi, anche attraverso iniziative rapportate alle necessità, alle attitudini e all'esigenza dei singoli". Quindi la figura del tutor è una presenza essenziale nell'ambito specifico del tirocinio, e in questa prospettiva è importante che a ogni studente venga assegnato un tutor. Il coordinatore delle attività tecnico-pratiche individua i tutori che possono affiancare gli studenti e sottopone la loro candidatura all'esame del CCL, che ne verifica i requisiti e li assegna all'inizio del triennio di formazione, in base alle esigenze didattiche e organizzative del corso.

Valutazione formativa e certificativa del tirocinio: alla fine del periodo previsto di tirocinio, il tutor compila la scheda di valutazione per documentare il livello di competenza operativa raggiunta dallo studente ed è importante che quest'ultimo conosca bene sia gli obiettivi sui quali verrà valutato sia la modalità di valutazione. Questa deve essere formulata o con l'elaborazione di un *report* su un caso assegnato, o con la risoluzione di un problema sempre inerente a un caso oppure ancora con un colloquio sulle esperienze fatte motivando le scelte e discutendo le criticità (Lotti, 1993).

Il tirocinio del corso di laurea in logopedia

L'attuale normativa prevede nell'ordinamento didattico 60 CFU complessivi da attribuire ad attività formative di tirocinio. I CFU per le attività di tirocinio sono attualmente in media così distribuiti:

- Primo anno: da 15 a 18 CFU;
- Secondo anno: da 20 a 26 CFU;
- Terzo anno: da 20 a 26 CFU.

Le attività di tirocinio comprendono il tirocinio vero e proprio, il lavoro personale di stesura delle valutazioni e delle relazioni logopediche, l'aggiornamento del diario e della cartella di tirocinio, la partecipazione a corsi e/o seminari opzionali inseriti nella programmazione e scelti dallo studente. Le attività di tirocinio sono programmate in modo da guidare lo studente verso una graduale e progressiva competenza professionale relativamente agli atti professionali specifici previsti nel profilo professionale del logopedista.

Primo anno
Il tirocinio ha l'obiettivo sostanziale di:
- stimolare nello studente lo sviluppo di competenze personali che consentano un approccio globale al paziente e al suo contesto familiare e sociale, adattando al singolo caso le tecniche e modalità espressive sperimentate a livello personale, e quindi utilizzabili in modo opportuno con valenza terapeutica e riabilitativa;
- favorire l'integrazione dei contenuti teorici acquisiti nei corsi di linguistica, psicologia e logopedia;
- condurre lo studente ad acquisire una graduale competenza nell'osservazione e nell'analisi della comunicazione, dei segnali verbali, non verbali e mimico-gestuali in età evolutiva, adulta e senile.

L'attività di tirocinio si esplica nei due semestri attraverso l'osservazione degli aspetti fisiologici dell'evoluzione globale delle varie fasi dello sviluppo in età evolutiva e l'osservazione del comportamento comunicativo presso strutture sanitarie e socio-assistenziali per l'età adulta e senile.

Esercitazioni in sede guidate da logopedisti tutor
Incontri tutoriali formativi/informativi presso strutture tipo:
- reparti di neonatologia: per un approccio diretto all'esame neurologico del neonato e l'osservazione del comportamento e dei riflessi neonatali;
- asili nido e scuole materne: per la conoscenza e l'osservazione di bambini sani, per apprendere le tappe evolutive psicomotorie e comunicative e i tempi dello sviluppo evolutivo fisiologico e conoscere le istituzioni;
- strutture di tipo socio-assistenziale e sanitarie: per conoscere i contesti comunicativi di adulti e anziani.

Obiettivi generali
Alla fine del primo anno lo studente dovrà essere in grado di:
- utilizzare strumenti di osservazione del comportamento comunicativo verbale e non verbale del paziente;
- individuare i parametri di normalità nelle diverse fasi dello sviluppo umano;
- conoscere l'organizzazione e le strutture sanitarie terapeutico-riabilitative e socio-sanitarie preposte a soddisfare i bisogni di salute della singola persona;
- assumere un progressivo comportamento consono ai principi di etica professionale.

Obiettivi specifici
Gli obiettivi specifici da conseguire entro la fine del primo anno sono:
- individuare, attraverso l'osservazione dei parametri di normalità, il comportamento comunicativo verbale e non verbale, sia orale che scritto, in tutte le fasce di età;

- riconoscere lo sviluppo psicomotorio, affettivo-relazionale, linguistico e cognitivo in età evolutiva;
- definire le abilità comunicativo-relazionali dell'adulto e dell'anziano nei vari contesti;
- rilevare i parametri vitali del paziente;
- rilevare i principali segni di alterazione delle abilità comunicative, cognitive e relazionali e le relative conseguenze nella quotidianità;
- individuare i fattori che possono ostacolare o favorire la relazione operatore-paziente-familiare;
- indicare, nei pazienti osservati, il grado di autonomia comunicativa e relazionale;
- attuare le principali norme igienico-sanitarie per la prevenzione delle malattie professionali e per la tutela della salute propria e dei pazienti;
- indicare il ruolo delle figure professionali che compongono l'equipe riabilitativa e i vari settori di intervento (terapia occupazionale, fisioterapia, neuropsicomotricità in età evolutiva, rieducazione neuropsicologica e neurovisiva);
- descrivere la struttura generale della cartella clinica;
- dimostrare una conoscenza di base delle diverse forme di intervento logopedico.

Metodologia didattica

Si esplica attraverso:
- lezioni teorico-pratiche;
- visite guidate;
- utilizzo di griglie di osservazione;
- utilizzo di strumenti di osservazione;
- esperienze cliniche con pazienti;
- attività di simulazioni e *role-playing*;
- consultazione della letteratura scientifica.

Verifica dell'apprendimento

I mezzi utilizzati per verificare le nozioni acquisite dagli studenti sono:
- relazioni scritte;
- prove pratiche e simulazioni.

Il tirocinio nel secondo e terzo anno è mirato all'apprendimento degli atti professionali del futuro logopedista. Sul piano dell'interazione personale e terapeutica gli studenti devono aver sviluppato una buona comprensione del comportamento umano nei vari contesti sociali e aver sensibilizzato la propria capacità percettiva di osservazione delle relative reazioni (vedi Allegato 1 - Scheda valutazione 1° anno).

Gli studenti devono avere una conoscenza di base delle diverse forme di trattamento terapeutico e devono poter trasferire tutto ciò nella pratica logopedica. Devono inoltre saper riconoscere i limiti propri e della propria professione per essere in grado, con la comparsa di speciali problemi, di saper collaborare in team riabilitativi e con altre figure professionali.

Secondo anno
Finalità
Le attività di tirocinio sono finalizzate all'elaborazione della valutazione, al bilancio logopedico e alla conseguente pianificazione dell'intervento in relazione ai diversi ambiti previsti per il secondo anno.

Obiettivi generali
Alla fine del secondo anno lo studente dovrà essere in grado di:
- individuare i segni delle alterazioni e delle patologie nelle diverse fasi dello sviluppo umano;
- utilizzare gli strumenti di valutazione;
- elaborare ipotesi di intervento terapeutico;
- realizzare attività terapeutiche con supervisione;
- individuare il significato terapeutico degli ausili e il relativo ambito di impiego;
- assumere un comportamento consono al ruolo professionale.

Obiettivi specifici
Gli obiettivi specifici da conseguire entro la fine del secondo anno sono:
- riconoscere le principali forme di patologia e di disturbi della comunicazione;
- rilevare segni e sintomi per formulare un giudizio diagnostico-riabilitativo logopedico;
- applicare strumenti di valutazione differenziati a seconda dei disturbi della comunicazione, del linguaggio e della deglutizione rilevati;
- confrontare i diversi profili funzionali per una valutazione logopedica e complessiva dell'utente;
- fare un bilancio fra le risorse e i deficit dell'utente;
- discriminare i diversi tipi di approccio terapeutico secondo i modelli teorici di riferimento;
- individuare obiettivi riabilitativi logopedici;
- individuare le attività di terapia logopedica;
- analizzare le caratteristiche delle attività logopediche e scegliere quelle idonee agli obiettivi riabilitativi;
- rilevare ed elaborare dati sulle evoluzioni del caso;
- conoscere e analizzare le diverse componenti, le caratteristiche e le fasi di esecuzione delle varie attività logopediche;
- proporre, adattare e applicare le specifiche attività logopediche all'utente;
- utilizzare alcune attività specifiche con supervisione per gli ambiti comunicativo, cognitivo, sensoriale e relazionale;
- rilevare la presenza di disturbi comunicativi che ostacolano l'autonomia del paziente;
- applicare e condurre attività singole, in gruppo e di gruppo;
- individuare le caratteristiche specifiche dei diversi tipi di ausili;
- riconoscere gli ambiti di utilizzo delle diverse attrezzature;

- applicare e addestrare all'uso dei principali ausili;
- individuare le proprie reazioni e vissuti di fronte al paziente;
- rilevare le dinamiche relazionali fra paziente e terapista;
- adattare il proprio comportamento alle diverse situazioni di intervento logopedico;
- elaborare il bilancio, pianificare e condurre la terapia specifica per ogni ambito con progressiva assunzione di responsabilità, ma senza piena responsabilità professionale;
- redigere la relazione logopedica dei casi clinici presentati.

Metodologia didattica
Si esplica attraverso:
- attività didattica tutoriale;
- tirocinio nelle varie strutture convenzionate;
- scelta dei casi clinici più esemplificativi;
- supervisione da parte del logopedista tutor degli interventi logopedici messi in atto;
- compilazione del diario di tirocinio;
- redazione delle relazioni logopediche.

Verifica dell'apprendimento
I mezzi utilizzati per verificare le nozioni acquisite dagli studenti sono:
- la scheda di valutazione individuale (Vedi Allegato 2 - Scheda valutazione 2° anno);
- il diario di tirocinio;
- le relazioni logopediche.

Terzo anno
Finalità
Le attività di tirocinio sono finalizzate all'elaborazione della valutazione, del bilancio logopedico e alla conseguente pianificazione della terapia logopedica in relazione ai diversi ambiti previsti per il terzo anno.

Obiettivi generali
A conclusione dell'attività di tirocinio lo studente sarà in grado di:
- individuare i bisogni riabilitativi logopedici dell'utente;
- progettare l'intervento riabilitativo logopedico;
- eseguire interventi logopedici secondo un progetto;
- verificare l'efficacia dell'intervento logopedico;
- condurre interventi di individuazione, acquisizione e utilizzo di ausili;
- interagire con le figure professionali dell'equipe riabilitativa;
- interagire con il paziente in modo professionale secondo i principi del Codice Deontologico;
- eseguire e pianificare attività di ricerca.

Obiettivi specifici

Alla fine del tirocinio lo studente sarà in grado di:

- individuare i bisogni riabilitativi logopedici dell'utente;
- applicare valutazioni, test strutturati, osservazione del comportamento comunicativo;
- elaborare e interpretare dati rilevanti al fine di evidenziare potenzialità e deficit;
- formulare il bilancio logopedico integrando i diversi profili valutativi;
- formulare un giudizio diagnostico riabilitativo;
- stabilire gli obiettivi del piano di trattamento riabilitativo logopedico;
- analizzare le risorse disponibili;
- scegliere le attività terapeutiche di intervento logopedico;
- stabilire il cronogramma delle diverse fasi;
- scegliere i criteri di verifica;
- proporre, applicare e adattare le attività terapeutiche logopediche all'utente;
- coinvolgere i *caregivers* nel conseguimento degli obiettivi riabilitativi;
- interagire con i vari operatori per favorire la partecipazione e l'integrazione dell'utente nel contesto sociale;
- preparare e condurre attività logopediche singole, in gruppo e di gruppo;
- verificare l'intervento riabilitativo logopedico;
- raccogliere dati relativi all'utente;
- confrontare i dati della valutazione iniziale con quelli rilevati;
- valutare in itinere gli effetti dell'intervento riabilitativo logopedico;
- effettuare registrazioni e rapporti per la cartella clinica;
- valutare l'efficacia dell'intervento terapeutico logopedico;
- confrontare i risultati ottenuti con gli obiettivi prefissati;
- evidenziare eventuali risultati non attesi;
- individuare l'influenza di fattori esterni sull'efficacia del trattamento;
- evidenziare implicazioni per eventuali cambiamenti per l'approccio riabilitativo;
- eseguire ricerche bibliografiche in relazione ai disturbi trattati.

Metodologia didattica

Si esplica attraverso:

- attività didattica tutoriale;
- tirocinio nelle varie strutture convenzionate;
- scelta dei casi clinici più esemplificativi;
- supervisione da parte del logopedista tutor degli interventi logopedici messi in atto;
- compilazione del diario di tirocinio;
- redazione delle relazioni logopediche.

Verifica dell'apprendimento

I mezzi utilizzati per verificare le nozioni acquisite dagli studenti sono:

- la scheda di valutazione individuale (Vedi Allegato 3, 4 e 5);
- il diario di tirocinio;
- le relazioni logopediche.

Ogni attività di tirocinio è diretta a rendere lo studente professionalmente competente e capace di assumere una progressiva autonomia professionale nella valutazione e nella terapia logopedica, e nella verifica dei risultati rispetto agli obiettivi di recupero funzionale riferita agli ambiti sopra descritti.

La valutazione

La parola valutazione rimanda a concetti quali il controllo, il giudizio, la misurazione, le votazioni. Valutare significa dare un giudizio di valore, cioè assegnare un punteggio. Con gli anni questo termine viene sempre più collegato alla "determinazione della qualità, efficacia o valore di un programma, prodotto, progetto, processo descrittivo o curriculum", in stretto riferimento alle decisioni da prendere e alle revisioni da apportare. Il progetto esprime la chiarezza con cui i docenti universitari definiscono collegialmente il loro impegno nei confronti degli studenti e richiede *teaching skills* fondati sugli obiettivi da raggiungere. I processi sono una equilibrata quantità di *teaching skills* e *learning skills* che caratterizzano il contratto formativo tra studenti e docenti, alla luce delle reciproche responsabilità; i prodotti sono i risultati effettivamente raggiunti dagli studenti e misurati con una serie di prove di verifica di natura cognitiva, gestuale e relazionale (Sasso e Lotti, 2007).

Secondo un orientamento più largamente condiviso "valutare è istituire un confronto tra i risultati raggiunti e gli obiettivi fissati, tra le prestazioni, la condotta dello studente e i criteri adottati e per dichiararli più o meno soddisfacenti" (Sasso et al, 2006).

È importante identificare il ruolo della valutazione nel processo di apprendimento, identificare le performance dello studente che risultano indicative del raggiungimento degli obiettivi di apprendimento e delle modalità di valutazione (metodi e strumenti in relazione ai compiti di competenza). Le prove di valutazione dovrebbero essere definite prospetticamente nello stesso tempo in cui si identificano gli obiettivi educativi derivati dai problemi di salute prioritari e dal profilo professionale e si formula il programma; questo ci obbliga a riflettere sulla qualità dell'obiettivo stesso: infatti obiettivi bene formulati facilitano la definizione della valutazione e del loro raggiungimento. La valutazione guida l'apprendimento e ha i seguenti scopi:

- per lo studente: è un *feed-back* utile per riconoscere punti di forza e debolezza e ciò è utile per il suo futuro professionale; promuove l'abitudine all'autoriflessione – "riflettere mentre si fa rompe gli automatismi e permette di attuare cambiamenti volti all'automiglioramento" – (Shon, 1992); promuove l'accesso a un training avanzato;
- per il curriculum: risponde alla necessità di evidenziare la mancanza di competenza (ad esempio una mancata promozione, la richiesta di ulteriore esperienza); certifica il raggiungimento degli obiettivi curriculari, promuove i cambiamenti dei singoli corsi e del curriculum, crea coerenza curriculare, stabilisce standard di competenza per gli studenti a differenti livelli;

- per le istituzioni: guida il processo di autoriflessione e miglioramento, discrimina i candidati che necessitano di ulteriore training da quelli che possono avanzare, esprime i valori dell'istruzione attraverso la determinazione di cosa e come si valuta, sviluppa valori educativi condivisi tra diverse comunità di educatori, promuove lo sviluppo del corpo docente, fornisce dati per la ricerca in ambito educativo;
- per l'utenza: serve a certificare la competenza dei laureati.

Il contenuto e le modalità di esame condizionano in maniera determinante sia l'apprendimento degli studenti sia il successo/fallimento dell'intero sistema formativo di un corso di laurea, ed è per questo che è necessaria la coerenza tra piano di studi, modalità di insegnamento-apprendimento e modalità di esame.

Lo studente deve conoscere in modo chiaro e preciso le modalità con cui sarà valutato, non solo per il principio di efficacia ed efficienza didattica, ma anche per una dimensione etica che deve caratterizzare la natura del patto formativo che lo studente stringe con i docenti, in modo più o meno esplicito, con la scelta di iscriversi al corso di laurea e accettando i contenuti e il piano dell'offerta formativa che gli vengono proposti, ma anche i risultati che egli potrà raggiungere. Una prima distribuzione tipologica abbastanza frequente avviene tra:

1. valutazione formativa o diagnostica: è un procedimento che interessa l'apprendimento in itinere ed è un *feed-back* tanto per lo studente quanto per l'insegnante, dura per tutto il processo formativo e consente di intervenire sia sui processi di apprendimento usati dallo studente sia sui metodi attivati dal docente;
2. valutazione certificativa o riassuntiva: viene effettuata alla fine di percorsi formativi (a posteriori), è una verifica dello strumento esistente tra obiettivi identificati e risultati ottenuti dallo studente, attribuendo al livello raggiunto un valore numerico.

Quando si pianifica una prova di verifica per ogni abilità è necessario scomporre gli atti in tappe sequenziali, costruire una griglia valutativa come strumento standardizzato di valutazione del grado di abilità/performance durante la sua attuazione, predisporre il *setting* per l'osservazione analitica delle azioni previste dalle tappe con registrazione della performance ed effettuare la misurazione valutativa della stessa.

La valutazione avrà un carattere diverso quando sonda i saperi essenziali per ciascuno studente nel suo specifico corso di laurea per abilitarlo all'esercizio della professione scelta, o quando punta la sua attenzione su aspetti opzionali di alcuni obiettivi. La valutazione dello studente avrà pregnanza diversa quando si riferisce al Core Curriculum, cioè a conoscenze e competenze che definiscono il suo profilo professionale minimo e quindi irrinunciabile; in questo caso non possono esserci sconti e il livello raggiunto deve essere ben consolidato e completamente scevro da qualsiasi improvvisazione.

Le diverse tipologie di esami e di certificazione corrispondono meglio ad alcuni obiettivi piuttosto che ad altri, in questa prospettiva vanno quindi scelti i più adatti per indagare il raggiungimento di ogni obiettivo. La combinazione di prove e strumenti deve dare la possibilità di poter osservare in modo preciso il comportamento o le prestazioni di uno studente e stabilire se ciò che viene osservato rende evidente l'avvenuto apprendimento. Per effettuare l'osservazione si può ad esempio creare una tavola sulla quale da un lato si pone l'elenco degli obiettivi e dall'altra quello dei contenuti (tavole di specificazione).

Le *prove oggettive* sono strumenti di misura in grado di restringere la soggettività della correzione e quindi migliorare la valutazione dei risultati; si riferiscono al profitto e sono usate per stimolare l'interesse dello studente, controllare il grado di preparazione (pre-requisiti), misurare il progresso fatto durante il processo di istruzione, determinare la necessità o l'efficacia del lavoro di recupero, consentire qualsiasi altra forma di accertamento che il docente voglia intraprendere. La prova oggettiva ha il vantaggio di presentare a tutti i candidati gli stessi elementi di prova (contenuto, formulazione, quesiti) e ciò rende comparabili i risultati ottenuti, elimina l'influenza dell'espressione, vengono saggiati gli elementi/obiettivi/competenze, è veloce nell'applicazione, la correzione è oggettiva, si può realizzare su un campione esteso di elementi e si può saggiare una vasta gamma di conoscenze e abilità. Di seguito sono riportati i limiti delle prove oggettive:
- non consentono di misurare i processi cognitivi;
- vengono misurati solo alcuni aspetti dell'apprendimento;
- limitano il dialogo docente-studente;
- le risposte possono essere casuali;
- le istruzioni possono essere poco chiare o incomprensibili;
- la preparazione richiede tempo al docente.

Esempi di prove oggettive sono: domande con risposte vero/falso, domande chiuse a risposta multipla, domande con risposte a completamento, ecc. Un esempio di prova oggettiva è rappresentato dal **Progress Test** che è uno strumento di valutazione progressiva ed è appropriato per valutare in maniera integrata la progressione, l'implementazione e la perdita delle conoscenze. È strutturato in domande a risposta multipla in grado di esplorare conoscenze, capacità cliniche cognitive e decisionali, ma anche comportamenti e valori umani e professionali. La sua applicazione inoltre risulta utile per verificare e consentire una maggiore uniformità a livello nazionale di un percorso formativo condiviso negli obiettivi didattici.

Il *colloquio orale* ha il vantaggio di stabilire un rapporto diretto con lo studente, può essere adattato ad alcune delle sue caratteristiche rendendo più esplicite alcune domande complesse, permette di farsi un'idea delle prestazioni del candidato e di confrontarla prima di emettere un giudizio garantendo al voto quella oggettività che la scarsa standardizzazione della prova rende difficile.

L'*esame pratico* permette di mettere alla prova uno studente osservandolo direttamente mentre esegue un determinato compito, realizza un mandato o elabora un progetto. Gli obiettivi che permettono di valutarlo in tale sede vanno dalla capacità di lavoro in gruppo alla capacità di comunicazione, dalla competenza nell'affrontare un problema alla coerenza delle decisioni che prende, dall'abilità nel-l'eseguire una serie di gesti al giudizio che formula sui dati raccolti in prima persona, ecc. Può mancare di uniformità nel momento in cui propone situazioni diverse ai vari studenti e può essere oggetto di errori per interferenza da cause esterne, ma adottando griglie di osservazione e *check-list* i rischi sono più limitati. Importante è che, come dice Guilbert, ogni prova sia tarata sugli obiettivi educativi, realistica, pratica, relativa a problemi utili e importanti, completa, breve, chiara e precisa.

La valutazione può riguardare i tre campi di apprendimento intellettuale, gestuale e della comunicazione interpersonale. A seconda che si rivolga a uno dei tre campi si useranno metodi e strumenti diversi (Fig. 4.1) (Guilbert, 2002).

Le caratteristiche chiave per ogni prova di valutazione formativa (chiarezza sullo scopo del test) sono:

- *blueprinting*: pianificare il test rispetto agli obiettivi di apprendimento del corso, o competenze essenziali per la professione; lo studente si focalizza su ciò che sarà oggetto di valutazione; se si tratta di competenze è importante definire il modello concettuale di riferimento per la definizione degli obiettivi (ad esempio conoscenze, abilità, atteggiamenti); si useranno modalità diverse per valutare ambiti diversi;
- *definizione degli standard*: definire in anticipo gli *endpoint* della valutazione e lo standard appropriato (ad esempio il livello minimo accettabile di competenza); nell'ambito delle competenze professionali va valutata la pratica sicura ed efficace e la valutazione necessita che siano definiti i livelli da raggiungere;
- *affidabilità*: raccogliere un campione adeguato di competenze cliniche e che si possono manifestare in modo variabile modificando i compiti; la lunghezza del test è cruciale se si desidera prendere decisioni conclusive; ci si riferisce alla riproducibilità del test e alla consistenza del test, peraltro inter-esaminatore (fra più esaminatori) o inter-caso (stesso studente in compiti diversi);
- *validità*: lezione di *format* appropriati per la competenza che si deve valutare, ciò comprende inevitabilmente un esame con diverse tipologie di prove se il test è valido; non esistono metodi di valutazione validi per la misura di tutti gli aspetti delle competenze professionali; per la validità si pensi al modello di Miller (Fig. 4.2) (Vendrely, 2002).

Le competenze teoriche vanno costantemente collegate alle capacità comunicativo-relazionali.

Nel campo intellettivo si possono valutare questi tre livelli di apprendimento:

- capacità di ricordare;
- capacità di interpretare;
- capacità di risolvere problemi.

Si può ad esempio fare una valutazione chiedendo allo studente di formulare un progetto riabilitativo a partire da dati forniti, o una valutazione già effettuata, e ve-

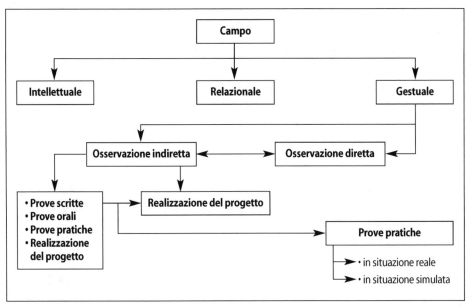

Fig. 4.1. Modello dei tre campi di valutazione di Guilbert

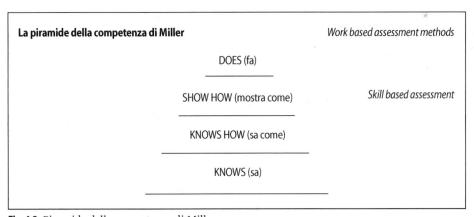

Fig. 4.2. Piramide della competenza di Miller

rificare la sua capacità di risolvere i problemi. Si osserverà la capacità dello studente di scrivere un progetto verificando poi la sua corrispondenza agli standard valutativi previsti dagli obiettivi di apprendimento specifici.

Nel *campo comunicativo-relazionale* la valutazione deve riguardare gli aspetti comportamentali dello studente come la buona educazione, il rispetto, l'aderenza al ruolo, il controllo delle azioni, l'attenzione all'ambiente ecc. Verranno inoltre valutate le caratteristiche comunicative, la capacità di esprimersi in modo chiaro e di esprimere un messaggio adeguato, l'attenzione alla comprensione e l'utilizzo degli aspetti tecnici della comunicazione come le domande chiuse o aperte, il contatto visivo, la comunicazione non verbale, ecc.

È importante distinguere le competenze comunicative dalle caratteristiche di personalità:

- essere ricettivo (cosa significa essere ricettivo per un professionista della riabilitazione?);
- fornire delle risposte (quali sono le risposte relazionali/comunicative/comportamentali che deve essere in grado di fornire?);
- interiorizzare un sentimento.

Uno dei rischi più grandi è valutare secondo un "proprio modello", ed è difficile da valutare perché chi valuta teme di entrare nella sfera personale, chi è valutato può sentirsi giudicato come persona, il giudizio negativo è più difficile da comunicare e si può cadere in tranelli (vedi Appendice 4.2, Griglia 1 e 2).

Nel *campo dei gesti* vengono valutate le abilità essenziali e irrinunciabili previste al livello iniziale professionale (Core Curriculum), le azioni che il futuro logopedista deve essere in grado di effettuare in modo autonomo e automatico e le abilità che sono state certamente insegnate e apprese come definito nel percorso di studi. L'abilità gestuale comprende conoscenze teoriche che non sono parte esplicita della prova di verifica.

I livelli progressivi di acquisizione di un gesto professionale sono:

- imitare;
- controllare gesti;
- automatismi con grande padronanza.

È importante definire il livello di abilità che lo studente deve acquisire e la stesura di griglie di osservazione serve al raggiungimento di questo scopo. Nella costruzione di una griglia di osservazione occorre fare un elenco di comportamenti osservabili che dimostrino il conseguimento/non conseguimento degli obiettivi, determinare il comportamento essenziale dei due elenchi, attribuire una ponderazione positiva o negativa agli elementi di queste due liste e stabilire il livello accettabile di performance.

Perché la valutazione sia veramente efficace deve fare appello alle migliori tecniche possibili (in funzione degli obiettivi da misurare) e deve tenere in considerazione i più efficaci principi della psicologia: si sa che la disponibilità è un elemento indispensabile per apprendere e uno studente è recettivo quando comprende e accetta i valori e gli obiettivi che sono stati definiti. Inoltre, una valutazione ben fatta ripercorrerà passo a passo le stesse fasi seguite nell'elaborazione del Core Curriculum, e concretamente:

1. la definizione degli obiettivi;
2. la descrizione delle UDE;
3. la scelta delle metodologie didattiche coerenti con gli obiettivi;
4. la definizione chiara dei criteri di valutazione;
5. l'identificazione dei tempi (studio personale, didattica formale, tirocini);

6. un approccio tutoriale sia sotto il profilo cognitivo sia relazionale;
7. la verifica del raggiungimento degli obiettivi non solo cognitivi ma anche relazionali e gestuali;
8. l'individuazione di eventuali disfunzioni in modo da applicare le correzioni opportune.

Questo approccio comporta un cambiamento nel modo di concepire la formazione, occorre assumere un'ottica che consideri la formazione come un processo che inglobi i docenti, le persone da formare e la struttura organizzativa nel suo insieme in quanto la formazione non è un atto isolato ed è necessario gestire la qualità del sistema nell'insieme delle tappe del processo formativo, dall'analisi dei bisogni al trasferimento delle competenze nelle situazioni di apprendimento.

Si sa che le persone tendono a persistere nei comportamenti nella misura in cui vi ottengono un certo successo, così anche gli studenti sono consapevoli che un certo modo di fare è associato al successo, ad esempio buoni voti all'esame, e alla lunga il sistema di valutazione usato determina in larga misura il tipo di attività educativa cui gli studenti si dedicheranno nel corso dell'insegnamento. È stato dimostrato che questi imparano meglio quando sono oggetto di una valutazione, della quale comprendono l'intento di determinare se stanno lavorando bene o meno. Il modo in cui lo studente riesce nella prova è legato alla sua motivazione e molto spesso, se egli è veramente motivato, la sua performance è più vicina al massimo delle sue possibilità. Quindi possiamo concludere che quando chi apprende partecipa attivamente l'apprendimento è al massimo della sua efficacia.

Allegato 1

SCHEDA DI VALUTAZIONE PERIODICA SUL TIROCINIO

Studente _____ Anno accademico_____

Presidio _____ Unità operativa _____

Periodo di tirocinio dal _____ al _____ Tutor _____

Corso di Laurea in Logopedia

PRIMO ANNO
LOGOPEDIA

Criterio di valutazione del raggiungimento obiettivi	Completamente	In parte	No	Non valutabile
Analisi e comprensione della richiesta di intervento logopedico				
Conoscenza organizzazione del lavoro e figure professionali				
Modalità di accettazione del paziente con disturbi comunicazione e del linguaggio consono all'etica professionale				
Abilità per il trattamento dei dati del paziente				
Abilità per l'utilizzo di strumenti di osservazione del comportamento comunicativo del pz				
Abilità nel rilevare i parametri di normalità del pz				
Identificazione del paziente e identificazione documentazione				
Abiltà di compilazione della cartella clinica logopedica				
Archivio logopedico convenzionale: abilità per la consultazione				
Archivio logopedico digitale: abilità per la consultazione				
Trasmissione delle informazioni rilevate				
Conoscenza delle procedure di valutazione				
Tecniche di rilevamento dei dati e registrazione				
Valutazione				

Il Tutor   Il Coordinatore delle attività formative professionali

Note:

Allegato 2

SCHEDA DI VALUTAZIONE PERIODICA SUL TIROCINIO

Studente _____   Anno accademico_____

Presidio _____ Unità operativa   _____

Periodo di tirocinio dal _____ al _____ Tutor   _____

Corso di Laurea in Logopedia

SECONDO ANNO
LOGOPEDIA

Criterio di valutazione del raggiungimento obiettivi	Completamente	In parte	No	Non valutabile
Analisi e comprensione della richiesta logopedica				
Conoscenza organizzazione del lavoro e figure professionali				
Modalità di accettazione del paziente con disturbi della comunicazione e del linuaggio				
Modalità di registrazione dei dati patologici rilevanti				
Abilità per la scelta degli strumenti valutativi				
Abilità per la somministrazione degli strumenti valutativi				
Identificazione del paziente e degli strumenti valutativi				
Archivio logopedico convenzionale: abilità per la consultazione				
Archivio logopedico digitale: abilità per la consultazione				
Trasmissione dei dati:compilazione della relazione				
Conoscenza degli strumenti di valutazione logopedica				
Tecniche di somministrazione e registrazione				
Attribuzione dei punteggi				
Conoscenza delle tecniche riabilitative				
Realizza attività terapeutiche riabilitative con supervisione				
Individua il significato terapeutico degli ausili				
Applicazione degli strumenti di outcome				
Fornisce counselling logopedico				
Realizza interventi informativi ed educativi al singolo e ai gruppi				
Assume un comportamento consono al ruolo professionale				
Abilità di realizzare la relazione logopedica				
Valutazione				

Il Tutor   Il Coordinatore delle attività formative professionali

Note:

Allegato 3

SCHEDA DI VALUTAZIONE PERIODICA SUL TIROCINIO

Studente _____   Anno accademico _____

Presidio _____ Unità operativa _____

Periodo di tirocinio dal _____ al _____ Tutor _____

Corso di Laurea in Logopedia

TERZO ANNO
LOGOPEDIA

Criterio di valutazione del raggiungimento obiettivi	Completamente	In parte	No	Non valutabile
Analisi e comprenione della richiesta logopedica				
Conoscenza organizzazione del lavoro e figure professionali				
Modalità di accettazione del paziente con disturbi della comunicazione e del linuaggio				
Modalità di registrazione dei dati patologici rilevanti				
Abilità per la scelta degli strumenti valutativi				
Abilità per la somministrazione degli strumenti valutativi				
Identificazione del paziente e degli strumenti valutativi				
Archivio logopedico convenzionale: abilità per la consultazione				
Archivio logopedico digitale: abilità per la consultazione				
Trasmissione dei dati:compilazione della relazione				
Conoscenza degli strumenti di valutazione logopedica				
Tecniche di somministrazione e registrazione				
Attribuzione dei punteggi				
Conoscenza delle tecniche riabilitative				
Capacità di realizzare interventi riabilitativi				
Verifica in itinere la capacità di aderire al programma terapeutico realizzato				
Applicazione degli strumenti di outcome				
Realizza interventi terapeutici-educativi				
Realizza interventi peventivi rispetto al danno terziario(menomazione,disabilità, ecc)				
Determina obiettivi e risultati funzionali alla persona,priorità e tempi di trattamento in rapporto alle risorse disponibili				
Valuta e identifica l'utilizzo di ausili per comunicazione alternativa e aumentativa				
Collabora alla progettazione di progetti di ricerca				
Capacità di interagire con il pz consono al ruolo professionale				
Valutazione				

II Tutor   Il Coordinatore delle attività formative professionali

Note:

Allegato 4

SCHEDA DI VALUTAZIONE	*Modi di agire*

Studente _____   Anno accademico____

Presidio _____ Unità operativa   _____

Periodo di tirocinio dal _____ al _____ Tutor   _____

Corso di Laurea in Logopedia

Criteri	Sempre 1	Talvolta 0	Mai -1
Osserva l'orario di entrata e di uscita			
Rispetta tutti i punti previsti dalla scheda di valutazione per la tenuta della divisa			
In caso di assenza avvisa la sede di tirocinio			
Si pone in modo positivo nei confronti del personale dell' U.O. e degli utenti			
Si rivolge al personale del servizio, al tutor e agli utenti utilizzando canoni comunicativi in coerenza con l'etica professionale			
Utilizza correttamente le risorse (strutturali ed umane) presenti nell' U.O.			
Rispetta gli ambienti di tirocinio e si preoccupa della loro tenuta			
Rispetta le tecniche e le procedure previste dal progetto di tirocinio			
Predispone gli strumenti in modo tale da porre l'utente a proprio agio e facilitare l'ascolto, rispetta le norme sulla tutela della privacy e il segreto professionale			
Livello di performance in trentesimi			

Note:

Allegato 5

SCHEDA DI VALUTAZIONE	*Abilità*

Studente _____   Anno accademico____

Presidio _____ Unità operativa   _____

Periodo di tirocinio dal _____ al _____ Tutor   _____

Corso di Laurea in Logopedia

Criteri	Sempre 1	Talvolta 0	Mai -1
Indossa abbligliamento idoneo			
Prepara in modo adeguato il setting			
Limita il tempo delle procedure e preparazioni allo stretto necessario			
Opera seguendo i protocolli previsti per la valutazione dei disturbi comunicativi e del linguaggio			
Organizza in modo adeguato l' attività della giornata			
Identifica la necessità e gli obiettivi dello specifico intervento terapeutico			
Effettua la preparazione del materiale necessario per la terapia logopedica			
Verifica il grado di collaborazione del paziente e la motivazione			
Stabilisce una relazione di aiuto atta a sostenere la persona assistita			
Educa la persona assistita all'autogestione e all'autocura			
Valuta attraverso il ragionamento clinico i dati raccolti e ne discute in team			
Realizza la valutazione degli outcome,individuali o collettivi, dei pazienti			
Livello di performance in trentesimi			
Performance totale			
Invita l'utente all'ngresso secondo l'indirizzo dato in relazione all'applicazione della legge sulla privacy			
Utilizza la forma di cortesia del "lei" nella relazione verbale			
Rileva eventuali variazioni nelle condizioni di salute dell'utente			
Assume una postura e un comportamento tale da porre la prsona a proprio agio			
Assume espressioni del volto coerenti con il verbale			
Modula il tono della voce in modo da stimolare l'attenzione dell'utente			
Utilizza un linguaggio scientificamente corretto e comprensibile in relazione allo stato psico-fisico della persona			
Verifica la comprensione del messaggio			
Indica alla persona le modalità di preparazione per il trattamento			
Fornisce informazioni prima, durante e dopo il trattamento			
Livello di performance in trentesimi			

Note:

Appendice 4.1
Problema logopedico con *problem based learning*

Il poliziotto

L'ufficiale di Polizia SL, di 28 anni, in forza da tre anni, si presenta in studio dal logopedista completamente afono e molto preoccupato. Riferisce, con voce sussurrata, che dopo un forte raffreddore, iniziato con una laringite il 19 aprile c.a., la voce non era più ritornata. Questo episodio si era ripetuto durante l'inverno ma la voce era ritornata normale dopo una settimana. Il poliziotto (dati aggiuntivi)

Dati anamnestici

Domande	*Risposte*
Che cosa l'ha condotta qui?	Lo specialista ORL (mostra il referto medico che riporta esame laringoscopico negativo)
È coniugato?	No
Con chi vive?	Vive con i genitori, un fratello coniugato
Pratica sport?	Saltuariamente, in passato
In che cosa consiste il suo lavoro?	Lavora nel dipartimento di Polizia
Da quanto tempo?	Da gennaio dello scorso anno
È soddisfatto del suo lavoro?	No, vorrebbe lasciare il posto
Cosa prova attualmente del suo lavoro?	Riferisce difficoltà nel fare contravvenzioni

Storia del problema

In passato, oltre l'episodio invernale, si erano verificati altri episodi di disfonia?	Sì ma non come questa volta e di solito succede quando mi arrabbio
La voce era normale prima della laringite?	Sì
Quali sono le sue difficoltà attuali?	Non riesco a "sentirmi", devo ripetere in continuazione. Mi innervosisco perché sono a disagio con la gente

Attese, motivazioni, risorse personali del paziente

Al colloquio il giovane poliziotto è in ansia poiché non riesce a "emettere voce". All'invito di fare dei colpi di tosse il paziente emette dei deboli ma udibili tremori vocali. Riferisce di non amare il nuovo lavoro in quanto ha dei problemi a parlare con le persone. Era molto soddisfatto del vecchio lavoro come chimico tessile: era da solo, cantava molto e si sentiva bene (anche se le ore erano molte e poco remunerate). Il poliziotto è molto insicuro sul fatto di prendere una decisione (i genitori tengono molto a questa sua posizione nelle Forze dell'Ordine).

Appendice 4.2

Griglia 1 – Valutazione delle competenze relazionali dello studente nel campo della comunicazione interpersonale (docenti olandesi)

Strutturazione dell'intervista:

- si presenta all'inizio del colloquio e chiarisce il suo ruolo professionale rispetto al paziente;
- presenta uno schema della consultazione;
- conclude l'approfondimento dei motivi dell'incontro con un riassunto dei tempi principali;
- esplora i motivi dell'incontro prima della raccolta dell'anamnesi;
- completa l'approfondimento dei motivi dell'incontro e la raccolta dell'anamnesi in maniera sufficiente prima di passare alla presentazione di soluzioni;
- comincia la presentazione di soluzioni con una spiegazione e una definizione del problema;
- domanda alla fine del colloquio se i problemi principali sono stati discussi in maniera soddisfacente;
- capacità interpersonali;
- facilità di comunicazione;
- rimanda (commenta) le emozioni del paziente in maniera appropriata;
- reagisce adeguatamente alle emozioni che sono dirette verso di lui in quanto logopedista;
- indaga i vissuti del paziente durante il colloquio;
- compie, se necessario, interventi metacomunicativi;
- raccoglie l'anamnesi e indaga i sistemi e apparati in maniera appropriata;
- mette il paziente a suo agio quando necessario;
- scandisce appropriatamente le pause durante il colloquio;
- vi è concordanza fra il comportamento verbale e non verbale del logopedista;
- stabilisce un appropriato contatto visivo con il paziente;
- capacità comunicative;
- usa domande aperte e chiuse in maniera appropriata;
- concretizza al momento giusto;
- riassume al momento giusto;
- fornisce informazioni in maniera sintetica;
- verifica se il paziente ha capito le informazioni;
- si confronta, se necessario, in maniera appropriata;
- usa un linguaggio comprensibile.

Griglia 2 – Osservazione dell'interazione tra logopedista e paziente/utente/cliente durante l'intervista, la valutazione e la terapia logopedica

Analisi dei motivi dell'incontro:

1. crea un ambiente in cui il soggetto percepisce che si è interessati a lui;
2. approfondisce la richiesta;
3. ascolta attentamente con l'obiettivo di cogliere il vissuto emotivo problema;
4. chiede al soggetto le possibili cause del problema dal suo punto di vista;
5. chiede al soggetto se e come il problema viene vissuto e discusso all'interno del suo nucleo familiare;
6. chiede al soggetto se ha bisogno e di quale terapia specifica;
7. domanda al soggetto la modalità con cui ha cercato di risolvere od ovviare al problema;
8. indaga l'influenza che il problema ha nella vita quotidiana (familiare, sociale, lavorativa, relazionale);
9. indaga su eventi significativi correlati al problema e il loro impatto dal punto di vista emotivo-relazionale.

Raccolta dell'anamnesi:

10. domanda al paziente la descrizione del suo problema e/o disturbo;
11. richiede la sede e come percepisce la sua malattia;
12. esplora l'intensità del disturbo;
13. richiede se ci sono altri sintomi o spostamenti del disturbo;
14. richiede l'andamento della "malattia" durante la giornata;
15. richiede specificatamente la storia del disturbo;
16. domanda quali fattori o situazioni scatenano il disturbo;
17. domanda quali fattori o situazioni aumentano il disturbo;
18. domanda quali fattori o situazioni mantengono il disturbo;
19. domanda quali fattori o situazioni diminuiscono il disturbo;
20. domanda quali eventi positivi e/o negativi della vita accompagnano il problema;
21. esplora i possibili vantaggi del disturbo;
22. approfondisce le determinanti psico-somatiche inerenti al problema;
23. esplora il clima relazionale all'interno del nucleo familiare;
24. esplora il clima relazionale a livello lavorativo;
25. esplora il clima relazionale a livello sociale;
26. esamina le mansioni professionali passate e attuali;
27. domanda informazioni circa le attività durante il tempo libero;
28. indaga circa i fattori di rischio e di vulnerabilità nella biografia del paziente;

29. domanda quali sono le malattie o problematiche fisiche, nonché gli eventuali problemi psicologici sofferti in passato;
30. indaga cure o interventi medici eseguiti in passato e sui loro effetti;
31. indaga e chiarisce in merito ad altre consultazioni specialistiche;
32. annota sull'uso, abuso e/o scorretto uso di farmaci e altre sostanze;
33. indaga la presenza di componenti ereditarie legate al disturbo;
34. compie un'indagine approfondita sul sistema o apparato interessato dal problema;
35. compie adeguati atti professionali volti all'individuazione del problema.

Capacità interpersonali:

36. facilita la comunicazione verbale e non verbale;
37. trasmette adeguata fiducia;
38. risponde alle emozioni espresse dal soggetto in modo appropriato;
39. ascolta il soggetto senza preconcetti o ipotesi preformate, favorendo ancora una volta la sua libera espressione;
40. offre *feed-back* positivi;
41. reagisce adeguatamente alle emozioni che sono dirette verso di lui in quanto logopedista;
42. compie, se necessario, un intervento metacomunicativo per comprendere come si sta svolgendo o si dovrà svolgere l'interazione;
43. indaga e sa sintonizzarsi empaticamente sui vissuti del paziente durante i colloqui;
44. facilita le manifestazioni delle emozioni espresse;
45. manifesta solidarietà e/o sostiene il soggetto sufficientemente;
46. il comportamento verbale e non del logopedista è congruente;
47. stabilisce e mantiene un adeguato contatto visivo;
48. evita comportamenti che aumentano o riducono eccessivamente la distanza tra soggetto e logopedista.

Capacità comunicative:

49. usa tonalità e volume della voce adeguati.

Norme giuridiche

Decreto ministeriale 14 settembre 1994, n. 742 - Profilo professionale del logopedista, Gazzetta Ufficiale della Repubblica Italiana N. 6 del 09/01/2005

Decreto ministeriale 22 ottobre 2004, n. 270 - Modifiche al regolamento recante norme concernenti l'autonomia didattica degli atenei, approvato con Decreto del Ministero della Università e della Ricerca scientifica e tecnologica del 3 novembre 1999, n. 509

Legge 19 novembre 1990, n. 341, art. 31 - Riforma degli ordinamenti universitari

Legge 3 novembre 1999, n. 509 - Regolamento recante norme concernenti l'autonomia didattica degli atenei

Bibliografia

Binetti P (1998) Il nuovo ordinamento didattico dei DU della Facoltà di Medicina e Chirurgia, Tabella XVIII Ter. Società Editrice Universo, Roma

Binetti P, Valente D (2003) Tradizione e innovazione nella formazione universitaria delle professioni sanitarie: il Core Curriculum, dal core contents al Core Competence. Società Editrice Universo, Roma

Bloom BS (1990) Taxonomic des objectifs pedagogiques, Tome I: Domanie cognitive. Tome II: Domanie affectif. Education Nouvelle, Montreal

Guilbert JJ (1989a) Il lavoro in piccoli gruppi. Giornale italiano per la formazione del medico. Vol XVII 2:75-84

Guilbert JJ (1989b) L'insegnamento tutoriale. Giornale italiano per la formazione del medico. Vol XVIII, 2:75-84

Guilbert JJ (1994) Educare ad insegnare. Una prospettiva internazionale. Medic Volume II. n. 3, pg. 213-217

Guilbert JJ (2002) Guida Pedagogica. Edizioni del Sud, Napoli

Knowles M (2002) Quando l'adulto impara. Franco Angeli, Roma

Lichtner M (2002) La qualità delle azioni formative. Criteri di valutazione tra esigenze di funzionalità e costruzione di significato. Franco Angeli, Roma

Lichtner M (2004) Valutazione e apprendimento: teoria e metodi. Franco Angeli, Roma

Lotti A (1991) La valutazione del progetto educativo del corso di laurea. Pedagogia Medica 5:87-89

Lotti A (1993) Gli indicatori per la valutazione della qualità della didattica nelle Facoltà di Medicina. La formazione del Medico 8:22-26

O'Connon HM, McGrow RC (1997) Clinical skills training: developing objective assesment instruments. Medical Education 31(5):359-363

Rotondi M (2002) Facilitare l'apprendere. Franco Angeli, Roma

Sasso L, Lotti A (2007) Problem-Based Learning per le professioni sanitarie. McGraw-Hill, Milano

Sasso L, Lotti A, Gamberoli L (2006) Il tutor per le professioni sanitarie. Carocci Faber, Roma

Shon DA (1992) Il professionista riflessivo. Dedalo, Bari

Vendrely A (2002) Student assessment methods in physical therapy education: an overview and literature review. Journal of Physical Therapy Education 16:64-69

Capitolo 5
Il Core Curriculum

Struttura del Core Curriculum

Abbiamo già visto che cos'è il Core Curriculum del logopedista; per il raggiungimento degli obiettivi educativi specifici è stato necessario distinguere i contenuti irrinunciabili da quelli accessori. I contenuti irrinunciabili sono quelli che costituiscono il Core Curriculum e sono suddivisi in stringhe chiamate Unità Didattiche Elementari (UDE). La scelta e la definizione delle UDE è stata elaborata tenendo presente il profilo professionale e le competenze specifiche del logopedista, ma anche un'indagine sugli ordinamenti didattici dei corsi di laurea attivati sul territorio nazionale, arrivando così a trasformare i contenuti in UDE.

Il Core Curriculum è strutturato in sei settori, così descritti:
1. *numero progressivo delle stringhe*;
2. *ambito culturale* (in ordine alfabetico), rappresenta la disciplina propria del corso ed è approssimativa del Settore Scientifico Disciplinare;
3. *unità didattica elementare*, è caratterizzata da un verbo che esprime l'azione (conoscenza, competenza o comportamento) che lo studente deve dimostrare di aver appreso per il raggiungimento degli obiettivi didattici specifici;
4. *livello di conoscenza*, può essere *superficiale* quando la conoscenza è limitata a cenni sull'argomento, *generale* se serve a dimostrare che l'argomento appreso si inserisce in un contesto di conoscenze più complessive, oppure *approfondita* quando l'argomento deve essere conosciuto in modo esauriente;
5. *livello di competenza*, può essere *mnemonica* quando non richiede abilità particolare ma il ricordo di quanto appreso; *interpretativa* quando è richiesta una applicazione di quanto appreso in processi di interpretazione, analisi e sintesi; *decisionale* quando è richiesta l'applicazione di quanto appreso per risolvere problemi e per prendere decisioni corrette e motivate.
6. *livello di abilità*, può essere *non richiesta* oppure *teorica* quando lo studente ha visto esercitare quella competenza, *pratica* quando lo studente acquisisce un'esperienza diretta per aver esercitato almeno una volta quella competenza, *autonoma* quando lo studente deve essere in grado di esercitare quella competenza in modo autonomo e automatico.

Abbiamo detto che il Core Curriculum è uno strumento destinato agli studenti, ai docenti, ai tutor, alle istituzioni, alle associazioni professionali e alle istituzioni che si occupano di formazione, e si ribadisce il concetto della dinamicità di questo strumento che ha come obiettivo, con il coinvolgimento di tutte le figure citate, di migliorarsi per garantire una qualificazione professionale al passo con gli obiettivi europei.

Le Unità Didattiche

N	Ambito culturale	Unità didattica elementare	Livello conoscenza	Livello competenza	Livello abilità
1.	**Anatomia generale**	Illustrare l'organizzazione generale del corpo umano, i piani anatomici di riferimento e la terminologia specifica	Generale	Mnemonica	Non richiesta
2.		Illustrare l'anatomia e la struttura dell'occhio umano	Superficiale	Mnemonica	Non richiesta
3.		Descrivere l'anatomia e la struttura dell'orecchio esterno, medio e interno	Approfondita	Mnemonica	Non richiesta
4.		Illustrare l'anatomia della cavità toracica, l'aorta, la vena cava superiore e inferiore, il cuore, i vasi e il circolo linfatico	Generale	Mnemonica	Non richiesta
5.		Illustrare l'anatomia del cuore, del circolo del sangue e di quello linfatico	Generale	Mnemonica	Non richiesta
6.		Illustrare lo scheletro assiale: testa, colonna vertebrale, sterno e coste	Superficiale	Mnemonica	Non richiesta
7.		Illustrare lo scheletro appendicolare: estremità superiori e inferiori	Superficiale	Mnemonica	Non richiesta
8.		Illustrare la morfologia e la struttura dei muscoli della testa, del collo e del tronco	Generale	Mnemonica	Non richiesta
9.		Illustrare la morfologia e la struttura dei muscoli addominali e degli arti superiori e inferiori	Superficiale	Mnemonica	Non richiesta
10.		Illustrare l'anatomia macro- e microscopia dei polmoni, il ciclo polmonare e il ciclo sistemico	Generale	Mnemonica	Non richiesta
11.		Descrivere la meccanica respiratoria	Approfondita	Mnemonica	Non richiesta

N	Ambito culturale	Unità didattica elementare	Livello conoscenza	Livello competenza	Livello abilità
12.		Illustrare l'anatomia macro- e microscopica di timo, linfonodi e milza	Superficiale	Mnemonica	Non richiesta
13.		Illustrare l'anatomia e la struttura morfo-funzionale dell'apparato digerente, del fegato, della colecisti e del pancreas	Superficiale	Mnemonica	Non richiesta
14.		Illustrare la morfologia e l'anatomia degli organi e delle vie genitali maschile e femminile	Superficiale	Mnemonica	Non richiesta
15.		Descrivere l'anatomia delle cavità nasali e cavità di risonanza	Generale	Mnemonica	Non richiesta
16.		Descrivere l'organizzazione generale e l'organogenesi degli organi dell'articolazione (cavità orale, mandibola e articolazione temporo-mandibolare)	Approfondita	Mnemonica	Non richiesta
17.		Illustrare l'anatomia e la morfologia di faringe, esofago, trachea e bronchi	Generale	Mnemonica	Non richiesta
18.		Descrivere l'anatomia e gli aspetti morfo–funzionali della laringe	Approfondita	Mnemonica	Non richiesta
19.		Descrivere l'organizzazione generale del sistema nervoso centrale	Generale	Mnemonica	Non richiesta
20.		Illustrare l'anatomia macro- e microscopica del midollo spinale, tronco encefalico e cervelletto	Generale	Mnemonica	Non richiesta
21.		Illustrare l'anatomia macro- e microscopica del diencefalo, telencefalo, sistema libico e lamina quadrigemina	Generale	Mnemonica	Non richiesta
22.		Descrivere le vie motrici e le vie della sensibilità generale	Generale	Mnemonica	Non richiesta
23.		Illustrare la morfologia e l'anatomia delle vie ottica, acustica, gustativa e olfattiva	Superficiale	Mnemonica	Non richiesta
24.		Descrivere l'organizzazione neurochimica del sistema nervoso centrale	Generale	Mnemonica	Non richiesta
25.		Descrivere l'anatomia macro- e microscopica delle meningi e della vascolarizzazione cerebrale	Generale	Mnemonica	Non richiesta
26.		Descrivere l'anatomia dei ventricoli cerebrale e della circolazione liquorale	Superficiale	Mnemonica	Non richiesta

N	Ambito culturale	Unità didattica elementare	Livello conoscenza	Livello competenza	Livello abilità
27.		Descrivere la morfologia dei nervi spinali, cranici, il sistema ortosimpatico e parasimpatico	Generale	Mnemonica	Non richiesta
28.	**Audiologia, foniatria e ORL**	Illustrare la fisiologia della produzione vocale e dei sistemi di risonanza e articolazione	Approfondita	Mnemonica	Non richiesta
29.		Descrivere la patologia del distretto ORL (traumi, malformazioni, infezioni, tumori benigni e maligni, ecc.)	Approfondita	Mnemonica	Non richiesta
30.		Indicare le cause e gli esiti delle patologie a carico dell'orecchio esterno, medio e interno	Approfondita	Mnemonica	Non richiesta
31.		Indicare le cause e gli esiti delle patologie a carico delle vie fonatorie e articolatorie	Approfondita	Interpretativa	Non richiesta
32.		Classificare i tipi di sordità indicandone le cause, le conseguenze e il trattamento	Approfondita	Interpretativa	Non richiesta
33.		Classificare le disfonie disfunzionali e organiche	Approfondita	Interpretativa	Non richiesta
34.		Illustrare le caratteristiche della patologia laringea di tipo traumatico e organico miscellaneo (artropatie laringee, ulcere da contatto, emorragie laringee ecc.)	Approfondita	Mnemonica	Non richiesta
35.		Distinguere le disfonie da lesioni nervose centrali e periferiche (paralisi laringee) di origine spasmodica e della muta vocale	Approfondita	Interpretativa	Teorica
36.		Differenziare le disfonie da patologie degli organi di risonanza e ventilazione	Approfondita	Interpretativa	Teorica
37.		Raccogliere l'anamnesi audiologica	Approfondita	Decisionale	Pratica
38.		Utilizzare le procedure di valutazione dell'udito nell'adulto (l'audiometria tonale: liminare e sopraliminare, l'audiometria vocale, i potenziali evocati, ecc.)	Approfondita	Interpretativa	Pratica
39.		Utilizzare le procedure di valutazione dell'udito nel bambino e nelle persone inattendibili	Approfondita	Interpretativa	Pratica

N	Ambito culturale	Unità didattica elementare	Livello conoscenza	Livello competenza	Livello abilità
40.		Applicare i questionari sulla funzione uditiva	Approfondita	Decisionale	Autonoma
41.		Utilizzare le procedure di valutazione audiometrica di efficienza protesica	Approfondita	Interpretativa	Pratica
42.		Applicare le procedure di valutazione della percezione uditiva (detezione, discriminazione, identificazione, riconoscimento, tracking)	Approfondita	Decisionale	Autonoma
43.		Applicare le procedure per il mappaggio degli impianti cocleari	Approfondita	Decisionale	Pratica
44.		Applicare le procedure per la raccolta dell'anamnesi foniatrica	Approfondita	Decisionale	Pratica
45.		Applicare le procedure per l'esame del vocal tract (morfo-funzionalità linguale e labiale, morfologia dell'occlusione dentaria, del palato e delle cavità nasali, morso, deglutizione, ecc.)	Approfondita	Decisionale	Pratica
46.		Descrivere la semeiotica vocale, articolatoria e respiratoria	Approfondita	Interpretativa	Non richiesta
47.		Descrivere la semeiotica strumentale: fibre ottiche, la fonetografia, l'analisi del segnale acustico, ecc.	Approfondita	Interpretativa	Non richiesta
48.		Descrivere la semeiologia della fonazione normale, professionale, patologica e medico legale	Approfondita	Interpretativa	Non richiesta
49.		Descrivere la semeiologia della deglutizione (con particolare riguardo alla valutazione neurologica e videofluoroscopica)	Approfondita	Interpretativa	Non richiesta
50.		Descrivere la semeiologia dei disturbi di pronuncia (diagnosi differenziale fra alterazioni organiche, funzionali e strutture nervose centrali e periferiche)	Approfondita	Interpretativa	Non richiesta
51.		Applicare le procedure di diagnosi differenziali nelle turbe del flusso verbale	Approfondita	Interpretativa	Pratica
52.		Descrivere la semeiologia delle lesioni degli organi e delle vie sensoriali (con particolare attenzione per l'udito)	Approfondita	Interpretativa	Non richiesta

N	Ambito culturale	Unità didattica elementare	Livello conoscenza	Livello competenza	Livello abilità
53.		Descrivere la semeiologia delle comunicopatie da insufficienza encefalica, inadeguatezze socioculturali ed affettive, delle turbe degli apprendimenti e di comunicopatie miscellanee (specie ai fini diagnostico differenziali)	Approfondita	Interpretativa	Non richiesta
54.		Distinguere le ipoacusie infantili in base alla tipologia, classificazione e timing (pre-, peri- e postlinguali)	Approfondita	Interpretativa	Teorica
55.		Distinguere le ipoacusie neurosensoriali gravi e gravissime perlinguali	Approfondita	Interpretativa	Teorica
56.		Distinguere le ipoacusie neurosensoriali medie o selettive o miste	Approfondita	Interpretativa	Teorica
57.		Distinguere le ipoacusie trasmissive e postlinguali	Approfondita	Interpretativa	Teorica
58.		Descrivere gli aspetti diagnostici di screening (questionari, audiometrie infantili, ecc.) e gli aspetti terapeutici (la presa in carico, i trattamenti farmacologici, la chirurgia, gli impianti cocleari, le protesi e altro)	Approfondita	Interpretativa	Teorica
59.	Biochimica	Illustrare la reazione chimica, le reazioni di ossidoriduzione, il numero di ossidazione, ossidanti e riducenti	Superficiale	Mnemonica	Non richiesta
60.		Illustrare la struttura e il metabolismo glucidico, lipidico, degli aminoacidi e delle proteine	Superficiale	Mnemonica	Non richiesta
61.		Illustrare la struttura, la funzione, il meccanismo d'azione degli enzimi e il loro ruolo nella regolazione metabolica, i coenzimi e le vitamine idrosolubili	Superficiale	Mnemonica	Non richiesta
62.		Illustrare il pH, la sua scala, le soluzioni tampone, i principali composti mono- e polifunzionali	Superficiale	Mnemonica	Non richiesta
63.		Illustrare la struttura e le proprietà di monosaccaridi, disaccaridi, polisaccaridi, grassi e oli	Superficiale	Mnemonica	Non richiesta

N	Ambito culturale	Unità didattica elementare	Livello conoscenza	Livello competenza	Livello abilità
64.		Illustrare i principali ormoni di regolazione metabolica (insulina, ormoni tiroidei, glucocorticoidi, ecc.) e il metabolismo del tessuto muscolare	Superficiale	Mnemonica	Non richiesta
65.		Illustrare le soluzioni molecolari e ioniche: le proprietà e i modi di esprimere le concentrazioni (pressione osmotica), gli aspetti dell'equilibrio chimico e le sue leggi (basi e acidi)	Superficiale	Mnemonica	Non richiesta
66.	**Biologia**	Descrivere la biologia come scienza sperimentale, i vari livelli di organizzazione e le proprietà degli organismi viventi: il protoplasma, le cellule, i tessuti, gli organi, gli apparati, gli organismi, le popolazioni	Superficiale	Mnemonica	Non richiesta
67.		Indicare le caratteristiche e l'organizzazione della cellula eucariota e procariota, i relativi compartimenti e gli organuli cellulari, l'esocitosi e l'endocitosi	Superficiale	Mnemonica	Non richiesta
68.		Indicare le proprietà fisico-chimiche e lo stato di aggregazione della sostanza vivente, i composti organici e inorganici	Superficiale	Mnemonica	Non richiesta
69.		Descrivere la struttura e la funzione della cellula (membrana cellulare, permeabilità e reticolo endoplasmatico)	Superficiale	Mnemonica	Non richiesta
70.		Descrivere i ribosomi, l'apparato del Golgi, esocitosi ed endocitosi, struttura e funzione dei mitocondri e del nucleolo	Superficiale	Mnemonica	Non richiesta
71.		Indicare le generalità della riproduzione cellulare. Riproduzione ed ereditarietà	Superficiale	Mnemonica	Non richiesta
72.		Descrivere le proprietà e le caratteristiche delle cellule procariote ed eucariote e le teorie evolutive	Superficiale	Mnemonica	Non richiesta
73.		Illustrare le caratteristiche principali dei virus	Superficiale	Mnemonica	Non richiesta
74.		Illustrare la duplicazione del DNA, il ciclo cellulare e la mitosi	Superficiale	Mnemonica	Non richiesta

N	Ambito culturale	Unità didattica elementare	Livello conoscenza	Livello competenza	Livello abilità
75.		Illustrare la fecondazione: gamete maschile e femminile	Superficiale	Mnemonica	Non richiesta
76.	Chirurgia maxillo-facciale	Descrivere le schisi labio-palatine, i traumi e la patologia oncologica	Approfondita	Mnemonica	Non richiesta
77.		Correlare la chirurgia maxillo-facciale con le implicazioni nella riabilitazione logopedia	Approfondita	Interpretativa	Autonoma
78.	Deontologia profess., etica e bioetica	Descrivere la differenza fra deontologia professionale, etica e bioetica. Riconoscerne i principi fondamentali e le varie applicazioni nell'agire professionale	Approfondita	Interpretativa	Teorica
79.		Applicare gli elementi della deontologia professionale nel proprio operato, nel confronto con l'utente, con gli altri operatori e l'organizzazione	Approfondita	Decisionale	Autonoma
80.		Agire la propria professione in modo competente, aggiornato e collaborativo, e nel rispetto delle altrui competenze	Approfondita	Decisionale	Autonoma
81.	Diritto del lavoro	Indicare la definizione di diritto del lavoro e gli elementi caratterizzanti il contratto di lavoro: tipologie contrattuali e modalità applicative	Superficiale	Mnemonica	Non richiesta
82.		Indicare la gerarchia delle fonti e la produzione legislativa, le norme di competenza inerenti al diritto del lavoro	Superficiale	Mnemonica	Non richiesta
83.		Illustrare i principali concetti di diritto e obblighi del prestatore di lavoro e del datore di lavoro, i principali concetti e l'organizzazione del lavoro subordinato	Superficiale	Mnemonica	Non richiesta
84.		Indicare gli elementi caratterizzanti la cessazione del rapporto di lavoro	Superficiale	Mnemonica	Non richiesta
85.	Economia applicata	Illustrare i principali concetti ed elementi di economia sanitaria	Superficiale	Mnemonica	Non richiesta
86.		Illustrare i principali concetti di domanda e offerta di prestazione sanitaria	Superficiale	Mnemonica	Non richiesta
87.		Illustrare i principali concetti di valutazioni economiche della salute	Superficiale	Mnemonica	Non richiesta

N	Ambito culturale	Unità didattica elementare	Livello conoscenza	Livello competenza	Livello abilità
64.		Illustrare i principali ormoni di regolazione metabolica (insulina, ormoni tiroidei, glucocorticoidi, ecc.) e il metabolismo del tessuto muscolare	Superficiale	Mnemonica	Non richiesta
65.		Illustrare le soluzioni molecolari e ioniche: le proprietà e i modi di esprimere le concentrazioni (pressione osmotica), gli aspetti dell'equilibrio chimico e le sue leggi (basi e acidi)	Superficiale	Mnemonica	Non richiesta
66.	**Biologia**	Descrivere la biologia come scienza sperimentale, i vari livelli di organizzazione e le proprietà degli organismi viventi: il protoplasma, le cellule, i tessuti, gli organi, gli apparati, gli organismi, le popolazioni	Superficiale	Mnemonica	Non richiesta
67.		Indicare le caratteristiche e l'organizzazione della cellula eucariota e procariota, i relativi compartimenti e gli organuli cellulari, l'esocitosi e l'endocitosi	Superficiale	Mnemonica	Non richiesta
68.		Indicare le proprietà fisico-chimiche e lo stato di aggregazione della sostanza vivente, i composti organici e inorganici	Superficiale	Mnemonica	Non richiesta
69.		Descrivere la struttura e la funzione della cellula (membrana cellulare, permeabilità e reticolo endoplasmatico)	Superficiale	Mnemonica	Non richiesta
70.		Descrivere i ribosomi, l'apparato del Golgi, esocitosi ed endocitosi, struttura e funzione dei mitocondri e del nucleolo	Superficiale	Mnemonica	Non richiesta
71.		Indicare le generalità della riproduzione cellulare. Riproduzione ed ereditarietà	Superficiale	Mnemonica	Non richiesta
72.		Descrivere le proprietà e le caratteristiche delle cellule procariote ed eucariote e le teorie evolutive	Superficiale	Mnemonica	Non richiesta
73.		Illustrare le caratteristiche principali dei virus	Superficiale	Mnemonica	Non richiesta
74.		Illustrare la duplicazione del DNA, il ciclo cellulare e la mitosi	Superficiale	Mnemonica	Non richiesta

N	Ambito culturale	Unità didattica elementare	Livello conoscenza	Livello competenza	Livello abilità
100.		Descrivere il suono, le onde sonore, l'intensità del suono, i decibel, l'impedenza acustica specifica, l'effetto doppler, l'ultrasonografia, la spettrografia, la frequenza fondamentale della voce, le armoniche e le formanti, i sonogrammi della voce	Approfondita	Mnemonica	Non richiesta
101.		Descrivere la percezione del suono, il sistema uditivo periferico umano, l'orecchio esterno e il guadagno di pressione, la funzione di trasferimento dell'orecchio medio, la fluidodinamica della coclea, le emissioni otoacustiche	Approfondita	Mnemonica	Non richiesta
102.	**Fisiologia**	Descrivere le tappe principali dello sviluppo embrionale, l'origine e le caratteristiche principali dei tessuti: epiteliale, connettivale e muscolare	Superficiale	Mnemonica	Non richiesta
103.		Descrivere le caratteristiche generali, l'organizzazione strutturale e funzionale degli epiteli secernenti sia endocrini che esocrini	Superficiale	Mnemonica	Non richiesta
104.		Illustrare le generalità del sistema endocrino e i meccanismi di azione ormonale e i principali ormoni (adenoipofisari, ecc.)	Superficiale	Mnemonica	Non richiesta
105.		Descrivere l'attività elettrica del cuore, gli effetti della stimolazione vagale simpatica sull' attività cardiaca, l'elettrocardiogramma e la pressione arteriosa	Generale	Mnemonica	Non richiesta
106.		Illustrare la morfologia e la funzione del sangue	Generale	Mnemonica	Non richiesta
107.		Illustrare i principi fondamentali della circolazione periferica	Generale	Mnemonica	Non richiesta
108.		Illustrare l'adenoipofisi e la neuroipofisi, l'azione degli ormoni e la regolazione della loro secrezione	Superficiale	Mnemonica	Non richiesta
109.		Illustrare la secrezione degli ormoni ovarici (ciclo ovario) e le azioni degli estrogeni e del progesterone (ciclo mestruale)	Superficiale	Mnemonica	Non richiesta

N	Ambito culturale	Unità didattica elementare	Livello conoscenza	Livello competenza	Livello abilità
110.		Descrivere i meccanismi generali delle funzioni motorie	Superficiale	Mnemonica	Non richiesta
111.		Descrivere il meccanismo dei movimenti respiratori, il ruolo dei muscoli principali e accessori (spazio morto, ventilazione polmonare e alveolare)	Approfondita	Interpretativa	Non richiesta
112.		Illustrare gli scambi gassosi nei polmoni e i meccanismi di trasporto dell'ossigeno nel sangue	Generale	Mnemonica	Non richiesta
113.		Descrivere le funzioni degli organi fono-articolatori	Approfondita	Interpretativa	Non richiesta
114.		Descrivere le funzioni della laringe e i meccanismi funzionali nella produzione del suono	Approfondita	Interpretativa	Non richiesta
115.		Descrivere le funzioni orali e l'attività deglutitoria	Approfondita	Interpretativa	Non richiesta
116.		Illustrare la relazione tra le cellule e ambiente extracellulare, la composizione del liquido extracellulare e intracellulare, i processi di scambio passivi e attivi	Superficiale	Mnemonica	Non richiesta
117.		Illustrare i potenziali di membrana a riposo, le principali differenze tra le composizioni ioniche del liquido extracellulare e intracelllulare; i potenziale d'azione, la sua generazione e propagazione	Superficiale	Mnemonica	Non richiesta
118.		Descrivere la trasmissione sinaptica, i recettori sensoriali, il processo di traduzione, l'adattamento e campi recettivi	Superficiale	Mnemonica	Non richiesta
119.		Descrivere l'organizzazione anatomo-funzionale del sistema nervoso centrale e periferico, le divisioni generali dell'encefalo, l'organizzazione del midollo spinale, le vie afferenti ed efferenti e l'attività riflessa	Generale	Mnemonica	Non richiesta
120.		Illustrare la sensibilità somatica generale, le funzioni dei recettori tattili e le vie della sensibilità tattile e propriocettiva	Generale	Mnemonica	Non richiesta

N	Ambito culturale	Unità didattica elementare	Livello conoscenza	Livello competenza	Livello abilità
121.		Descrivere le funzioni motorie del midollo spinale, i riflessi spinali e l'organizzazione funzionale del midollo spinale	Generale	Mnemonica	Non richiesta
122.		Descrivere il controllo motorio da parte della corteccia cerebrale (le vie motrici somatiche, piramidali, extrapiramidali e aree corticali motorie)	Generale	Mnemonica	Non richiesta
123.		Descrivere le funzioni motorie del tronco dell'encefalo: il fenomeno dello shock spinale, i meccanismi di mantenimento dell'equilibrio e della postura, il ruolo dei nuclei tronco-encefalici nel controllo dei riflessi	Generale	Mnemonica	Non richiesta
124.		Descrivere il ruolo del cervelletto e dei nuclei della base nella regolazione del movimento e i principali effetti della loro lesione	Generale	Mnemonica	Non richiesta
125.		Descrivere l'organizzazione anatomo-funzionale e le funzioni del sistema nervoso vegetativo (ortosimpatico e parasimpatico)	Generale	Mnemonica	Non richiesta
126.	Genetica	Illustrare la struttura e l'organizzazione di DNA e RNA	Superficiale	Mnemonica	Non richiesta
127.		Illustrare le caratteristiche del codice genetico e i concetti generali delle malattie genetiche, ereditarie e congenite	Superficiale	Mnemonica	Non richiesta
128.		Illustrare le caratteristiche dei geni: genotipo e fenotipo	Superficiale	Mnemonica	Non richiesta
129.		Illustrare il concetto di diploidia e sessualità	Superficiale	Mnemonica	Non richiesta
130.		Descrivere i principi fondamentali dell'ereditarietà, basi molecolari dell'informazione ereditaria, le leggi di Mendel ed esempi di ereditarietà monofattoriale: sistemi ABO, Rh	Superficiale	Mnemonica	Non richiesta
131.		Illustrare il concetto di dominanza, recessività e codominanza	Superficiale	Mnemonica	Non richiesta
132.		Indicare le caratteristiche dell'interazione tra geni e tra geni e ambiente	Superficiale	Mnemonica	Non richiesta

N	Ambito culturale	Unità didattica elementare	Livello conoscenza	Livello competenza	Livello abilità
133.	Glottologia, Linguistica	Descrivere gli elementi della linguistica generale	Generale	Mnemonica	Non richiesta
134.		Esporre le principali definizioni di comunicazione secondo i diversi autori e descrivere le differenze di ciascuna posizione	Approfondita	Interpretativa	Non richiesta
135.		Descrivere il segno tra semeiotica e linguistica: i codici verbali e non verbali	Approfondita	Mnemonica	Non richiesta
136.		Illustrare l'espressione umana e il contenuto della lingua	Generale	Mnemonica	Non richiesta
137.		Descrivere i principi e le funzioni del linguaggio e della comunicazione umana	Approfondita	Mnemonica	Non richiesta
138.		Descrivere i concetti di informazione, comunicazione, linguaggio come facoltà mentale e linguaggio come sistema di segni	Approfondita	Interpretativa	Non richiesta
139.		Descrivere gli elementi storici sugli sviluppi e sui campi di diffusione della fonetica e della fonologia	Generale	Mnemonica	Non richiesta
140.		Distinguere la fonetica articolatoria: luogo e modo di articolazione di vocali e consonanti, la trascrizione fonetica	Approfondita	Interpretativa	Teorica
141.		Effettuare le realizzazioni fonetiche e le rappresentazioni fonologiche, descrivendo i rapporti con i sistemi grafici tradizionali delle principali lingue a tradizione scritta	Approfondita	Interpretativa	Teorica
142.		Descrivere la fonetica combinatoria, la coarti colazione e i processi fonologici	Generale	Mnemonica	Non richiesta
143.		Descrivere gli elementi di fonetica soprasegmentale: accento e intonazione	Generale	Mnemonica	Non richiesta
144.		Illustrare gli elementi della fonetica acustica e i modelli acustici di riferimento della comunicazione parlata	Generale	Mnemonica	Non richiesta
145.		Elencare le principali proprietà acustiche del segnale vocale	Approfondita	Interpretativa	Non richiesta
146.		Distinguere gli elementi della morfosintassi	Generale	Mnemonica	Non richiesta

N	Ambito culturale	Unità didattica elementare	Livello conoscenza	Livello competenza	Livello abilità
147.		Descrivere lo studio analitico delle modalità di elaborazione pragmatica e testuale	Generale	Mnemonica	Non richiesta
148.	Igiene	Illustrare i principali fattori eziologici e di rischio: ambientali, socio-economici, biologici; le cause e le leggi di diffusione delle malattie	Generale	Mnemonica	Non richiesta
149.		Identificare le sorgenti di infezione, le vie di accesso e di rilascio degli agenti patogeni, le catene di contagio	Generale	Interpretativa	Non richiesta
150.		Illustrare i concetti principali dell'epidemiologia generale delle malattie infettive	Generale	Mnemonica	Non richiesta
151.		Descrivere i concetti di prevenzione primaria, cioè dei fattori di rischio per la salute dell'individuo; di prevenzione secondaria, applicazione di screening e diagnosi precoce; prevenzione terziaria, la riabilitazione e il contenimento della disabilità	Generale	Mnemonica	Non richiesta
152.		Illustrare la profilassi diretta e indiretta delle malattie infettive, le modalità di trasmissione delle infezioni ospedaliere, la tutela e la promozione della salute	Generale	Mnemonica	Non richiesta
153.		Utilizzare le metodologie di intervento logopedico: il contributo del professionista per la promozione, educazione della salute, educazione sanitaria e terapeutica	Approfondita	Interpretativa	Autonoma
154.	Informatica	Elencare e definire i sistemi informativi, gli elaboratori elettronici, le loro principali componenti (periferiche, interfacce e mezzi di connessione)	Generale	Mnemonica	Non richiesta
155.		Illustrare la codifica delle informazioni, i file system, i tipi e i dispositivi di memoria, i programmi, i principali sistemi operativi e il software applicativo (Word, PowerPoint, Excel, ecc.)	Generale	Mnemonica	Non richiesta
156.		Usare le applicazioni informatiche in medicina, l'archiviazione dei dati nelle discipline sanitarie, le cartelle sanitarie, i collegamenti in rete dei servizi sanitari	Approfondita	Decisionale	Autonoma

N	Ambito culturale	Unità didattica elementare	Livello conoscenza	Livello competenza	Livello abilità
157.		Usare il World Wide Web e utilizzare l'accesso ai servizi di rete e biblioteche virtuali	Approfondita	Teorica	Non richiesta
158.		Applicare gli ausili dell'informatica per le disabilità neurocognitive, della comunicazione e del linguaggio: analisi dei bisogni, valutazione, potenziamento delle risorse residue e superamento delle disabilità	Approfondita	Decisionale	Autonoma
159.		Applicare programmi informatici per la riabilitazione linguistica, cognitiva, comunicativa, mnesica, prassica, attentiva e del neglect	Approfondita	Decisionale	Autonoma
160.	Inglese scientifico	Applicare le conoscenze delle regole grammaticali e morfo-sintattiche fondamentali nel lessico corrente	Generale	Mnemonica	Non richiesta
161.		Applicare le quattro abilità fondamentali (learning, reading, speaking, writing) nell'uso corrente della lingua	Approfondita	Mnemonica	Non richiesta
162.		Usare tecniche adatte a sviluppare una lettura adatta a comprendere un testo scientifico	Generale	Interpretativa	Pratica
163.		Usare motori di ricerca e banche dati in lingua inglese	Generale	Decisionale	Pratica
164.		Sviluppare le capacità di capire e discutere criticamente articoli scientifici	Approfondita	Mnemonica	Non richiesta
165.		Scrivere e produrre relazioni corrette su argomenti scientifici	Approfondita	Interpretativa	Pratica
166.	Istituzione di Diritto Pubblico	Illustrare i principali concetti di diritto e ordinamento giuridico	Generale	Mnemonica	Non richiesta
167.		Illustrare i principali concetti di responsabilità amministrativa e oggettiva	Generale	Mnemonica	Non richiesta
168.		Elencare i principali criteri per la tutela della privacy	Generale	Mnemonica	Non richiesta
169.		Elencare i principali criteri per la stesura della carta dei servizi	Generale	Mnemonica	Non richiesta
170.	Istologia	Descrivere i tessuti e la loro classificazione nell'organismo umano	Generale	Mnemonica	Non richiesta

N	Ambito culturale	Unità didattica elementare	Livello conoscenza	Livello competenza	Livello abilità
171.		Elencare le tappe principali dello sviluppo embrionale, l'origine e le caratteristiche principali dei tessuti: epiteliale, connettivale e muscolare	Generale	Mnemonica	Non richiesta
172.		Indicare le funzioni e la classificazione degli epiteli di rivestimento, dei tessuti connettivale, osseo, adiposo e cartilagineo	Generale	Mnemonica	Non richiesta
173.		Illustrare la morfologia del sangue: eritrociti, leucociti e piastrine	Generale	Mnemonica	Non richiesta
174.		Descrivere le caratteristiche principali e le funzioni dei tessuti muscolare liscio, scheletrico e cardiaco	Generale	Mnemonica	Non richiesta
175.	Logopedia generale	Illustrare la storia della logopedia in Italia e in Europa	Generale	Mnemonica	Non richiesta
176.		Descrivere il profilo professionale, gli ambiti della logopedia e il catalogo nosologico	Approfondita	Mnemonica	Non richiesta
177.		Descrivere gli aspetti legislativi del percorso evolutivo della professione	Generale	Mnemonica	Non richiesta
178.		Applicare il Codice Deontologico nell'agire professionale e nei rapporti con gli altri professionisti	Approfondita	Decisionale	Pratica
179.		Descrivere i ruoli e le competenze delle altre professioni della riabilitazione e delle altre figure delle professioni sanitarie, identificando gli aspetti generali della collaborazione nel proprio agire professionale	Approfondita	Interpretativa	Teorica
180.		Descrivere il significato di menomazione, disabilità e restrizione alla partecipazione riferendosi al modello bio-psico-sociale secondo la classificazione internazionale (ICF)	Approfondita	Interpretativa	Teorica
181.		Saper adottare comportamenti etici e professionali nella presa in carico del paziente a seconda e nel rispetto dei vari tipi di intervento logopedico	Approfondita	Decisionale	Pratica

N	Ambito culturale	Unità didattica elementare	Livello conoscenza	Livello competenza	Livello abilità
182.		Mantenere il rispetto dei propri limiti negli ambienti di competenza professionale, accettando la responsabilità delle proprie azioni	Approfondita	Decisionale	Pratica
183.		Saper fornire servizi e prestazioni secondo criteri di efficacia ed efficienza	Approfondita	Decisionale	Pratica
184.		Promuovere azioni di prevenzione primaria necessarie al mantenimento della salute del cittadino in tutti gli ambiti applicativi (comunicazione, linguaggio, voce, sordità)	Approfondita	Decisionale	Pratica
185.		Descrivere il concetto di riabilitazione: le linee guida agli interventi di riabilitazione logopedia, il progetto e il programma riabilitativo	Generale	Mnemonica	Non richiesta
186.		Partecipare alla stesura del progetto riabilitativo e definire un programma riabilitativo logopedico	Approfondita	Decisionale	Autonoma
187.		Saper applicare strategie di *problem solving* per prendere decisioni per la pratica clinica	Approfondita	Decisionale	Pratica
188.		Applicare le attività dell'intervento logopedico: le prevenzioni, le terapie, le riabilitazioni, educazione–rieducazione, abilitazione-riabilitazione	Approfondita	Decisionale	Pratica
189.		Distinguere le differenze fra la trasmissione di un messaggio, un atto comunicativo e una interazione comunicativa; identificare le componenti dell'atto comunicativo	Approfondita	Interpretativa	Pratica
190.		Applicare le tecniche del counselling a tutti gli ambiti della riabilitazione logopedica	Approfondita	Decisionale	Autonoma
191.		Collaborare al mantenimento dei rapporti multidisciplinari e all'equipe riabilitativa	Generale	Decisionale	Teorica
192.		Descrivere le teorie della comunicazione: i canali, i segni, i codici, le finalità e i fattori principali	Generale	Mnemonica	Teorica
193.		Descrivere gli strumenti periferici d'ingresso o senso-percettivi, di uscita o prassico-motori (e altri)	Generale	Mnemonica	Teorica

N	Ambito culturale	Unità didattica elementare	Livello conoscenza	Livello competenza	Livello abilità
194.		Definire le principali forme di comunicazione: uditiva-verbale -fonatoria; visiva-grafico-plastica; visiva-mimico-gestuale	Generale	Mnemonica	Teorica
195.		Descrivere come si struttura un intervento logopedico: colloquio clinico, valutazione e bilancio logopedico	Approfondita	Interpretativa	Teorica
196.		Enucleare le differenze fra diagnosi e valutazione, identificando all'interno di un servizio quali riferimenti vengono utilizzati per elaborare una diagnosi	Approfondita	Decisionale	Autonoma
197.		Definire il concetto di valutazione e applicare una prassi valutativa scegliendo una tipologia di protocollo secondo il paradigma prescelto e la diagnosi clinica	Approfondita	Decisionale	Pratica
198.		Utilizzare gli strumenti della valutazione come il colloquio nella pratica valutativa, differenziando anche i concetti di intervista e questionario	Approfondita	Decisionale	Pratica
199.		Utilizzare gli strumenti della valutazione come l'osservazione considerando i tratti caratteristici, gli scopi, i metodi e i punti critici	Approfondita	Decisionale	Pratica
200.		Utilizzare gli strumenti della valutazione come le prove testistiche scegliendo un disturbo di comunicazione linguistica e cercando i test raccomandati per la valutazione	Approfondita	Decisionale	Autonoma
201.		Ricavare i dati di valutazione di un soggetto affetto da una patologia del linguaggio e tracciarne il profilo linguistico-comunicativo	Approfondita	Decisionale	Pratica
202.		Interpretare i punti salienti che definiscono un bilancio logopedico	Approfondita	Decisionale	Pratica
203.		Definire le indicazioni per l'intervento riabilitativo individuale o di gruppo in tutti i disturbi comunicativi e del linguaggio	Approfondita	Decisionale	Autonoma

N	Ambito culturale	Unità didattica elementare	Livello conoscenza	Livello competenza	Livello abilità
204.		Descrivere i principi e gli obiettivi della comunicazione aumentativa alternativa (CAA) e la possibile applicazione nella pratica riabilitativa logopedica	Approfondita	Interpretativa	Teorica
205.		Applicare gli strumenti della CAA in tutti i disturbi della comunicazione e del linguaggio in età evolutiva, adulta e geriatrica	Approfondita	Decisionale	Autonoma
206.	Logopedia nello sviluppo della comunicazione e del linguaggio	Descrivere l'evoluzione filogenetica e i suoi fattori essenziali	Generale	Mnemonica	Non richiesta
207.		Descrivere le caratteristiche e lo sviluppo della comunicazione nel primo semestre di vita	Approfondita	Mnemonoca	Teorica
208.		Registrare i momenti fondamentali dell'osservazione del comportamento del bambino nei vari contesti: interazione, motivazione e attenzione	Approfondita	Mnemonica	Pratica
209.		Registrare le caratteristiche della comunicazione nel soggetto adulto ed anziano nei vari contesti (lavorativo, familiare, sociale)	Approfondita	Mnemonica	Pratica
210.		Descrivere le tappe dello sviluppo psicomotorio nel bambino	Approfondita	Mnemonica	Teorica
211.		Descrivere le teorie sull'apprendimento e sullo sviluppo del linguaggio in condizioni normali: sviluppo fonologico, cognitivo-linguistico, uditivo-percettivo, neuromotorio-articolatorio	Approfondita	Mnemonica	Teorica
212.		Descrivere lo sviluppo percettivo nel bambino: discriminazione dei suoni linguistici (da 0 a 6-10 mesi), sviluppo delle categorie fonemiche (da 6-10 mesi a 18-24 mesi), percezione fonemica (da 18-24 mesi a 4-5 anni)	Approfondita	Mnemonica	Teorica
213.		Descrivere lo sviluppo articolatorio: periodo prelinguistico (da 0 a 12 mesi), periodo di transizione (da 12 a 18 mesi), sviluppo fonemico (da 18 mesi a 4 anni), stabilizzazione del sistema fonologico (da 4 a 8 anni)	Approfondita	Mnemonica	Teorica

N	Ambito culturale	Unità didattica elementare	Livello conoscenza	Livello competenza	Livello abilità
214.		Descrivere lo sviluppo della conoscenza metafonologica	Approfondita	Mnemonica	Teorica
215.		Descrivere lo sviluppo lessicale: nascita del lessico (8-18 mesi), sviluppo ed espansione del vocabolario (19-30 mesi)	Approfondita	Mnemonica	Teorica
216.		Descrivere le varie fasi dello sviluppo morfosintattico: presintattica (19-22mesi), sintattica, completamento frase nucleare (24-33 mesi), generalizzazione e consolidamento regole (27-38 mesi)	Approfondita	Mnemonica	Teorica
217.		Descrivere lo sviluppo delle competenze pragmatiche e lo sviluppo della competenza narrativa (dai 4-5 anni), sviluppo competenza conversazionale	Approfondita	Mnemonica	Teorica
218.		Descrivere lo sviluppo della competenza narrativa e conversazionale (4-5 anni)	Approfondita	Mnemonica	Teorica
219.		Descrivere lo sviluppo e l'evoluzione della motricità e delle prassie in età evolutiva	Approfondita	Mnemonica	Teorica
220.		Descrivere lo sviluppo e l'evoluzione delle percezioni e delle funzioni cognitivo-decisionali	Approfondita	Mnemonica	Teorica
221.		Descrivere lo sviluppo e l'evoluzione dell'affettività e delle relazioni socio-culturali	Approfondita	Mnemonica	Teorica
222.		Descrivere le tappe dello sviluppo e dell'evoluzione del grafismo	Approfondita	Mnemonica	Teorica
223.	Logopedia in audiologia	Definire le tipologie e le classificazioni della sordità	Approfondita	Mnemonica	Teorica
224.		Descrivere gli elementi essenziali di filosofia e storia della riabilitazione ed educazione della sordità	Approfondita	Mnemonica	Non richiesta
225.		Descrivere l'evoluzione comunicativa e linguistica del bambino sordo definendo i tempi e i modi per la pianificazione dell'intervento	Approfondita	Interpretativa	Teorica
226.		Illustrare la lingua dei segni: brevi cenni storici, morfo-sintattici e culturali	Approfondita	Mnemonica	Pratica
227.		Descrivere le caratteristiche della Lingua Italiana dei Segni (LIS) identificando le possibili implicazioni nella pratica riabilitativa delle sordità profonde	Approfondita	Interpretativa	Teorica

N	Ambito culturale	Unità didattica elementare	Livello conoscenza	Livello competenza	Livello abilità
228.		Applicare le diverse metodologie negli interventi riabilitativi delle sordità secondo criteri di tipologia	Approfondita	Decisionale	Teorica
229.		Distinguere le diverse procedure di allenamento uditivo per lo sfruttamento protesico e dell'impianto cocleare	Approfondita	Decisionale	Autonoma
230.		Applicare la valutazione e il bilancio logopedico della sordità pre-perilinguale nell'età evolutiva	Approfondita	Decisionale	Autonoma
231.		Pianificare il trattamento in età evolutiva della sordità pre-perilinguale	Approfondita	Decisionale	Autonoma
232.		Applicare la valutazione e il bilancio logopedico delle sordità post linguali	Approfondita	Decisionale	Autonoma
233.		Pianificare il trattamento delle sordità post linguali	Approfondita	Decisionale	Autonoma
234.		Pianificare un piano di trattamento per la riabilitazione dei bambini con impianto cocleare	Approfondita	Decisionale	Autonoma
235.		Pianificare un piano di trattamento per la riabilitazione di adolescenti e adulti con impianto cocleare	Approfondita	Decisionale	Autonoma
236.	**Logopedia in età evolutiva**	Distinguere i concetti fondamentali dei principali modelli interpretativi dei disturbi del linguaggio e della comunicazione	Approfondita	Interpretativa	Teorica
237.		Distinguere gli elementi che definiscono il ritardo semplice di linguaggio	Approfondita	Interpretativa	Teorica
238.		Distinguere gli stadi della prevenzione e le procedure di screening per l'identificazione precoce del ritardo di linguaggio nel bambino	Approfondita	Interpretativa	Pratica
239.		Distinguere le differenze tra sviluppo tardivo e sviluppo atipico del linguaggio nel bambino	Approfondita	Interpretativa	Teorica
240.		Elencare e definire gli elementi che caratterizzano lo sviluppo linguistico atipico: ritmo d'acquisizione rallentato, assenza di una sequenza di fasi, assenza di fenomeni di transizione, rigidità nell'applicazione di regole, dissociazione tra diverse componenti del linguaggio e all'interno delle stesse	Approfondita	Interpretativa	Pratica

N	Ambito culturale	Unità didattica elementare	Livello conoscenza	Livello competenza	Livello abilità
241.		Analizzare le caratteristiche del disturbo specifico di linguaggio (definizione, incidenza, ecc.)	Approfondita	Interpretativa	Teorica
242.		Specificare i criteri per la diagnosi differenziale dei DSL	Approfondita	Interpretativa	Teorica
243.		Classificare i raggruppamenti sindromici nei DSL	Approfondita	Interpretativa	Teorica
244.		Definire il disturbo fonologico isolato: il ritardo specifico espressivo e il disturbo specifico espressivo ed espressivo-recettivo	Approfondita	Interpretativa	Teorica
245.		Utilizzare gli strumenti e le procedure di valutazione per il disturbo fonologico (secondo il modello multiassiale) e definendo la presa in carico logopedia	Approfondita	Decisionale	Autonoma
246.		Distinguere i momenti della osservazione del comportamento del bambino: interazione, motivazione e attenzione	Approfondita	Interpretativa	Teorica
247.		Utilizzare nella pratica clinica le procedure di valutazione cognitiva (differenziazione, identificazione, riconoscimento, simbolizzazione) nelle fasce di età 0-4, 4-6 e oltre 6 anni	Approfondita	Decisionale	Autonoma
248.		Utilizzare nella pratica clinica le procedure di valutazione neuropsicologica nelle fasce di età 0-4, 4-6 e oltre 6 anni	Approfondita	Decisionale	Autonoma
249.		Utilizzare nella pratica clinica gli strumenti per la valutazione delle capacità percettive (uditive, visive, propriocettive), gnosiche, prassiche, mnestiche e dei processi metacognitivi nelle fasce di età 0-4, 4-6 e oltre 6 anni	Approfondita	Decisionale	Autonoma
250.		Utilizzare nella pratica clinica gli strumenti per la valutazione della competenza linguistica nelle fasce di età 0-4, 4-6 e oltre 6 anni (aspetti formali del linguaggio in comprensione e produzione)	Approfondita	Decisionale	Autonoma

N	Ambito culturale	Unità didattica elementare	Livello conoscenza	Livello competenza	Livello abilità
251.		Saper effettuare un'analisi del campione di linguaggio: indagine fonetica (analisi indipendente e compilazione inventario fonetico), indagine fonologica (analisi relazionale, analisi contrastiva e analisi in processi), indagine morfologica e sintattica	Approfondita	Decisionale	Pratica
252.		Saper effettuare una raccolta del campione di linguaggio in una situazione di colloquio spontaneo con il bambino	Approfondita	Decisionale	Pratica
253.		Utilizzare nella pratica clinica le procedure per la valutazione degli aspetti funzionali del linguaggio in comprensione e produzione nelle fasce di età 4-6 e oltre 6 anni	Approfondita	Decisionale	Autonoma
254		Saper effettuare un'analisi della funzione dialogica, discorsiva, narrativa e pragmatica (analisi del contesto e delle intenzioni), lessico, aspetti semantici in comprensione e produzione nelle fasce di età 4-6 e oltre 6 anni	Approfondita	Decisionale	Pratica
255.		Pianificare il progetto riabilitativo del disturbo del linguaggio nelle fasce di età 4-6 e oltre 6 anni (obiettivi a breve, medio e lungo termine)	Approfondita	Decisionale	Autonoma
256.		Applicare le modalità del programma riabilitativo (piano di trattamento, esercizi terapeutici in termini di obiettivo, compito e contesto)	Approfondita	Decisionale	Autonoma
257.		Scegliere e applicare le modalità dell'intervento riabilitativo del disturbo del linguaggio nelle fasce di età 4-6 e oltre 6 anni	Approfondita	Decisionale	Autonoma
258.		Applicare le modalità di verifica dei risultati e dell'outcome	Approfondita	Decisionale	Autonoma
259.		Descrivere le modalità di apprendimento della lingua scritta e della dimensione fonologica del linguaggio	Approfondita	Interpretativa	Teorica
260.		Descrivere le varie teorie sull'apprendimento spontaneo e l'apprendimento convenzionale	Approfondita	Mnemonica	Teorica

N	Ambito culturale	Unità didattica elementare	Livello conoscenza	Livello competenza	Livello abilità
261.		Distinguere le tappe evolutive dell'apprendimento della lettura e della scrittura (distinzione disegno – non disegno, comparsa dei segni grafici, scoperta rapporto suono – parola scritta, ecc; scrittura sillabica, sillabico-alfabetica e alfabetica)	Approfondita	Interpretativa	Teorica
262.		Illustrare i prerequisiti del linguaggio scritto: scelta del segno ortografico, principio della quantità minima, variabilità interfigurale, variabilità intrafigurale	Approfondita	Interpretativa	Teorica
263.		Descrivere gli stadi dell'apprendimento della lettura e scrittura (stadio logografico, alfabetico, ortografico e lessicale)	Approfondita	Interpretativa	Teorica
264.		Descrivere le caratteristiche dei modelli di apprendimento della lettura: via fonologica (di tipo BOTTOM-UP), via lessicale (di tipo TOP-DOWN)	Approfondita	Mnemonica	Teorica
265.		Distinguere le caratteristiche dei disturbi specifici dell'apprendimento (lettura, scrittura e calcolo) da quelli aspecifici	Approfondita	Interpretativa	Teorica
266.		Distinguere gli elementi che caratterizzano le varie forme di dislessia	Approfondita	Interpretativa	Teorica
267.		Utilizzare nella pratica clinica le procedure e gli strumenti di valutazione delle dislessie: comprensione del testo scritto, velocità e correttezza della scrittura nelle fasce di età 6, 10, 11 e 14 anni	Approfondita	Decisionale	Autonoma
268.		Distinguere gli elementi che caratterizzano la disortografia	Approfondita	Interpretativa	Teorica
269.		Utilizzare nella pratica clinica le procedure e gli strumenti di valutazione della disortografia: velocità e correttezza, raccolta di materiale spontaneo, dettato e composizione di un testo, ecc. nelle fasce di età 6, 10, 11 e 14 anni	Approfondita	Decisionale	Autonoma
270.		Distinguere gli elementi che caratterizzano la disgrafia	Approfondita	Interpretativa	Teorica
271.		Utilizzare nella pratica clinica le procedure e gli strumenti di valutazione della disgrafia	Approfondita	Decisionale	Autonoma

N	Ambito culturale	Unità didattica elementare	Livello conoscenza	Livello competenza	Livello abilità
272.		Saper effettuare un'analisi del campione di linguaggio spontaneo raccolto in situazioni ecologiche nelle fasce di età 6, 10, 11 e 14 anni	Approfondita	Decisionale	Pratica
273.		Distinguere gli elementi che caratterizzano la discalculia distinguendo le vie di accesso al numero e al calcolo e le competenze aritmetiche in età prescolare: conteggio (18 mesi), enumerazione (24 mesi) e cardinalità (4 anni)	Approfondita	Interpretativa	Teorica
274.		Utilizzare nella pratica clinica le procedure e gli strumenti di valutazione della discalculia nelle varie fasce d'età	Approfondita	Decisionale	Autonoma
275.		Definire il bilancio logopedico per la discalculia e applicare la presa in carico e la pianificazione dell'intervento riabilitativo (continuativo e integrato prima dei 7 anni, continuativo e mirato fra i 7-8 anni, a cicli e mirato fra i 10-12 anni)	Approfondita	Decisionale	Autonoma
276.		Distinguere gli elementi che caratterizzano la disprassia evolutiva definendone i tipi e la predittività, gli indicatori di patologia e le associazioni tra vari tipi di disprassia	Approfondita	Interpretativa	Teorica
277.		Utilizzare nella pratica clinica le procedure e gli strumenti di valutazione della disprassia evolutiva, definire il bilancio logopedico, applicare la presa in carico e la pianificazione dell'intervento riabilitativo	Approfondita	Decisionale	Autonoma
278.		Distinguere gli elementi che caratterizzano i vari disturbi pervasivi dello sviluppo: autismo, Sindrome di Rett, Sindrome di Asperger	Approfondita	Interpretativa	Teorica
279.		Utilizzare nella pratica clinica le procedure e gli strumenti di valutazione di tutti i disturbi pervasivi dello sviluppo, definire il bilancio logopedico, applicare la presa in carico e la pianificazione dell'intervento riabilitativo	Approfondita	Decisionale	Autonoma

N	Ambito culturale	Unità didattica elementare	Livello conoscenza	Livello competenza	Livello abilità
280.		Distinguere gli elementi che caratterizzano le sindromi ipercinetiche: disturbo da deficit dell'attenzione e iperattività	Approfondita	Interpretativa	Teorica
281.		Utilizzare nella pratica clinica le procedure e gli strumenti di valutazione delle sindromi ipercinetiche, definire il bilancio logopedico, applicare la presa in carico e la pianificazione dell'intervento riabilitativo	Approfondita	Decisionale	Autonoma
282.		Distinguere gli elementi che caratterizzano il ritardo mentale, classificandone la tipologia e le principali sindromi associate: Sindrome di Down, Sindrome di Williams	Approfondita	Interpretativa	Teorica
283.		Utilizzare nella pratica clinica le procedure e gli strumenti di valutazione del ritardo mentale, definire il bilancio logopedico, applicare la presa in carico e la pianificazione dell'intervento riabilitativo	Approfondita	Decisionale	Autonoma
284.		Distinguere gli elementi che caratterizzano il trauma cranico infantile	Approfondita	Interpretativa	Teorica
285.		Utilizzare nella pratica clinica le procedure e gli strumenti di valutazione del bambino con trauma cranico, definire il bilancio logopedico, applicare la presa in carico e la pianificazione dell'intervento riabilitativo	Approfondita	Decisionale	Autonoma
286.		Distinguere gli elementi che caratterizzano le paralisi cerebrali infantili: caratteristiche specifiche e disturbi associati	Approfondita	Interpretativa	Teorica
287.		Utilizzare nella pratica clinica le procedure e gli strumenti di valutazione delle PCI, definire il bilancio logopedico, applicare la presa in carico e la pianificazione dell'intervento riabilitativo	Approfondita	Decisionale	Autonoma
288.		Applicare la Comunicazione aumentativa alternativa (CAA) in tutti i disturbi della comunicazione e del linguaggio	Approfondita	Decisionale	Autonoma

N	Ambito culturale	Unità didattica elementare	Livello conoscenza	Livello competenza	Livello abilità
289.		Applicare il counsellig a tutti i disturbi dell'età evolutiva	Approfondita	Decisionale	Autonoma
290.	**Logopedia in foniatria**	Classificare e distinguere le disfonie organiche e funzionali	Approfondita	Interpretativa	Pratica
291.		Applicare le procedure di presa in carico del paziente disfonico	Approfondita	Decisionale	Autonoma
292.		Applicare i protocolli di valutazione dei disordini vocali: il profilo vocale, l'autovalutazione, l'igiene vocale e i tipi di prevenzione delle patologie della voce	Approfondita	Decisionale	Autonoma
293.		Scegliere e applicare le metodologie di riabilitazione del paziente disfonico	Approfondita	Decisionale	Teorica
294.		Applicare le tecniche di rilassamento muscolare ai disturbi della voce differenziando per fascia d'età e per tipologia di disturbo	Approfondita	Decisionale	Pratica
295.		Applicare la riabilitazione funzionale respiratoria nella pratica clinica dei disturbi della voce e della fluenza	Approfondita	Decisionale	Autonoma
296.		Scegliere e applicare i protocolli di valutazione e le tecniche di riabilitazione delle disfonie psicogene e della muta vocale	Approfondita	Decisionale	Autonoma
297.		Saper utilizzare nella pratica clinica delle disfonie infantili tutte le attività di intervento logopedico (prevenzione, valutazione, bilancio e trattamento)	Approfondita	Decisionale	Autonoma
298.		Saper utilizzare nella pratica clinica le procedure di valutazione e tecniche di acquisizione della voce esofagea nelle laringectomie totali anche con protesi fonatorie	Approfondita	Decisionale	Autonoma
299.		Applicare procedure di valutazione e bilancio dei disturbi della fluenza in età evolutiva e adulta	Approfondita	Decisionale	Autonoma
300.		Saper utilizzare nella pratica clinica le metodologie terapeutiche educative e rieducative nelle diverse tipologie dei disturbi della fluenza verbale in età evolutiva e adulta	Approfondita	Decisionale	Autonoma

N	Ambito culturale	Unità didattica elementare	Livello conoscenza	Livello competenza	Livello abilità
301.		Applicare il counselling genitoriale per i disturbi della fluenza in età evolutiva	Approfondita	Decisionale	Autonoma
302.		Distinguere le alterazioni e i disturbi delle funzioni orali, faringee e laringee in età evolutiva, adulta e senile (respirazione, suzione, masticazione, deglutizione, speech, gusto e mimica)	Approfondita	Interpretativa	Teorica
303.		Saper utilizzare nella pratica clinica le procedure di valutazione e bilancio logopedico dei disturbi articolatori e della deglutizione (lesioni organiche delle strutture meccaniche periferiche, malocclusioni, squilibrio muscolare oro-facciale, ecc.)	Approfondita	Decisionale	Autonoma
304.		Saper utilizzare nella pratica clinica le procedure di trattamento logopedico dei disturbi articolatori e della deglutizione	Approfondita	Decisionale	Autonoma
305.		Applicare le procedure di valutazione e bilancio della disfagia nell'adulto (neurogena, postchirurgica, presbifagia)	Approfondita	Decisionale	Autonoma
306.		Applicare nella pratica clinica le tecniche di riabilitazione della disfagia nell'adulto (compenso posturale, tecniche deglutitorie e soluzioni dietetiche)	Approfondita	Decisionale	Autonoma
307.		Distinguere le metodologie di alimentazione alternativa	Approfondita	Interpretativa	Teorica
308.		Applicare procedure di valutazione e bilancio della disfagia infantile (cause cliniche e cause funzionali)	Approfondita	Decisionale	Autonoma
309.		Saper utilizzare nella pratica clinica le tecniche di riabilitazione della disfagia infantile (postura, normalizzazione delle sensibilità oro-facciali, sviluppo abilità motorie orali, ecc.)	Approfondita	Decisionale	Autonoma
310.		Saper applicare manovre di emergenza nella disfagia in età evolutiva e in età adulta	Approfondita	Decisionale	Autonoma
311.		Applicare il counselling logopedico parentale nella gestione del paziente con disturbi della deglutizione	Approfondita	Interpretativa	Autonoma

N	Ambito culturale	Unità didattica elementare	Livello conoscenza	Livello competenza	Livello abilità
312.	Logopedia in neuro-psicologia cognitiva	Descrivere i vari approcci allo studio dei processi mentali sull'acquisizione del linguaggio	Approfondita	Mnemonica	Teorica
313.		Descrivere i principali modelli di studio del comportamento verbale dei pazienti afasici	Approfondita	Mnemonica	Teorica
314.		Descrivere e classificare i disturbi acquisiti del linguaggio	Approfondita	Interpretativa	Teorica
315.		Riconoscere i fattori prognostici positivi e negativi relativi all'afasia	Approfondita	Interpretativa	Pratica
316.		Utilizzare i dati provenienti da indagini strumentali (EEG, RMN, TAC, SPECT, ecc.) per l'inquadramento del paziente afasico	Approfondita	Decisionale	Autonoma
317.		Descrivere i vari approcci riabilitativi nel trattamento dell'afasia (cognitivo, pragmatico, linguistico, ecc.)	Approfondita	Decisionale	Autonoma
318.		Applicare la valutazione e il bilancio logopedico dei disturbi afasici (fonetici, fonologici, semantico-lessicali, morfo-sintattici e pragmatici)	Approfondita	Decisionale	Autonoma
319.		Valutare e applicare scale di osservazione e questionari in pazienti con gravi lesioni cerebrali acquisite e TCE (GOAT, LCF, FIM, DRS, ecc.)	Approfondita	Decisionale	Autonoma
320.		Illustrare le procedure d'analisi della conversazione patologica per la definizione del programma riabilitativo	Approfondita	Interpretativa	Pratica
321.		Identificare gli elementi rilevanti per il progetto riabilitativo nelle lesioni del sistema nervoso centrale. Bilancio cognitivo e comunicativo-linguistico	Approfondita	Decisionale	Autonoma
322.		Applicare procedure di valutazione della comunicazione verbale e non verbale nei disturbi acquisiti del linguaggio per la definizione del programma riabilitativo	Approfondita	Decisionale	Autonoma
323.		Descrivere e classificare i disturbi di articolazione del linguaggio: disartrie e aprassie	Approfondita	Decisionale	Autonoma

N	Ambito culturale	Unità didattica elementare	Livello conoscenza	Livello competenza	Livello abilità
324.		Realizzare la valutazione e l'intervento riabilitativo delle disartrie e aprassie	Approfondita	Decisionale	Autonoma
325.		Descrivere le manifestazioni dei disturbi cognitivi nel grave TC e i meccanismi di recupero	Approfondita	Interpretativa	Teorica
326.		Realizzare l'intervento riabilitativo dei disturbi cognitivi e comunicativi in pazienti con GCA (agnosie, memoria, ecc.)	Approfondita	Decisionale	Autonoma
327.		Descrivere e classificare i disturbi visuospaziali, applicare procedure di valutazione e definire il piano di trattamento	Approfondita	Decisionale	Autonoma
328.		Descrivere e classificare i disturbi da deterioramento cognitivo e da demenze, applicare procedure di valutazione e definire il piano di trattamento	Approfondita	Decisionale	Autonoma
329.		Educare i pazienti con disturbi della comunicazione acquisiti all'utilizzo del linguaggio nelle ADL e all'uso di ausili e di strategie compensative/sostitutive	Approfondita	Decisionale	Autonoma
330.		Applicare il counselling logopedico ai familiari dei pazienti afasici e con disturbi cognitivi	Approfondita	Interpretativa	Autonoma
331.	**Medicina legale**	Descrivere i principi e i metodi della medicina legale, nozioni elementari di diritto e ordinamento giudiziario	Generale	Mnemonica	Non richiesta
332.		Illustrare le attività informative agli enti di riferimento: referto e denuncia	Generale	Mnemonica	Non richiesta
333.		Descrivere le forme di prestazione professionale medico-legale e gli elementi che caratterizzano il segreto professionale	Generale	Mnemonica	Non richiesta
334.		Descrivere gli elementi per la cura e la conservazione degli atti professionali	Generale	Mnemonica	Non richiesta
335.		Descrivere gli elementi che caratterizzano la responsabilità penale, civile e professionale	Generale	Mnemonica	Non richiesta
336.		Descrivere il danno alla persona, il risarcimento in ambito di responsabilità civile	Generale	Mnemonica	Non richiesta

N	Ambito culturale	Unità didattica elementare	Livello conoscenza	Livello competenza	Livello abilità
337.		Descrivere al paziente gli elementi che caratterizzano il consenso al trattamento sanitario	Generale	Mnemonica	Non richiesta
338.	Medicina fisica e riabilitativa	Illustrare i principali concetti sulla riabilitazione e tecniche della riabilitazione	Generale	Mnemonica	Non richiesta
339.		Illustrare i principi della riabilitazione medica e sociale	Generale	Mnemonica	Non richiesta
340.		Descrivere i principi fondamentali di patologia clinica della riabilitazione fisioterapica	Generale	Mnemonica	Non richiesta
341.		Illustrare i principiali ausili, ortesi e protesi nella comune pratica riabilitativa	Approfondita	Mnemonica	Non richiesta
342.		Descrivere le competenze del fisiatra e del fisioterapista e gli elementi comuni di collaborazione per l'applicazione di un corretto intervento riabilitativo	Approfondita	Mnemonica	Non richiesta
343.	Metodologia della ricerca	Illustrare la storia dell'EBM e i principi della Evidence Based Practice in logopedia	Generale	Mnemonica	Teorica
344.		Applicare le prove di efficacia e le linee guida nella pratica clinica, riconoscere i tipi di prove e i livelli di evidenza, le revisioni sistematiche e le fonti d'informazione	Approfondita	Interpretativa	Pratica
345.		Descrivere gli obiettivi e le modalità della ricerca quantitativa e qualitativa e le caratteristiche psicometriche di un sistema di misura (validità, affidabilità e riproducibilità)	Approfondita	Interpretativa	Teorica
346.		Formulare un quesito clinico e applicare le strategie idonee a un percorso di ricerca	Approfondita	Interpretativa	Pratica
347.		Utilizzare le banche dati per la ricerca di articoli scientifici relativi alle risposte ai quesiti clinici logopedici	Approfondita	Interpretativa	Pratica
348.		Descrivere e applicare strategie di ricerca utilizzando parole chiave, termini liberi, thesaurus, me.s.h, e operatori boleani	Generale	Mnemonica	Autonoma

N	Ambito culturale	Unità didattica elementare	Livello conoscenza	Livello competenza	Livello abilità
349.		Saper progettare un disegno di ricerca definendo le scelte strategiche (fattibilità del progetto, tipo di approccio, il campionamento, i metodi e gli strumenti di rilevazione, l'analisi dei dati, l'implementazione clinica)	Approfondita	Interpretativa	Autonoma
350.	Neurologia	Descrivere le principali lesioni centrali e periferiche, l'evoluzione e gli esiti patologici	Generale	Mnemonica	Non richiesta
351.		Descrivere le lesioni dei nervi cranici e gli esiti patologici importanti per l'intervento logopedico	Generale	Mnemonica	Non richiesta
352.		Interpretare gli esiti patologici delle principali malattie cerebro-vascolari e gli effetti che hanno nei disturbi del linguaggio	Generale	Mnemonica	Non richiesta
353.		Descrivere l'evoluzione e gli esiti dei traumi cranici in età evolutiva e adulta	Generale	Mnemonica	Non richiesta
354.		Descrivere gli effetti delle demenze e dell'epilessia nei disturbi della comunicazione e del linguaggio	Generale	Mnemonica	Non richiesta
355.		Illustrare le principali malattie neuromuscolari (miastenia gravis, distrofie muscolari, ecc.)	Generale	Mnemonica	Non richiesta
356.		Illustrare le principali malattie degenerative (sclerosi laterale amiotrofica, Morbo di Parkinson, sclerosi multipla, ecc.)	Generale	Mnemonica	Non richiesta
357.		Illustrare le principali indagini strumentali e bioptiche	Generale	Mnemonica	Non richiesta
358.	Neuro-psichiatria infantile (NPI)	Illustrare i principi della neuropsicologia in Italia	Generale	Mnemonica	Teorica
359.		Descrivere le funzioni cognitive precoci nel bambino: lo sviluppo percettivo motorio	Approfondita	Mnemonica	Teorica
360.		Illustrare le funzioni di oculomozione e percezione visiva e i disturbi della funzione visiva	Approfondita	Mnemonica	Teorica
361.		Descrivere il movimento e la coordinazione sensi-motoria, lo spazio, le relative attività e i disturbi spaziali del bambino	Approfondita	Mnemonica	Teorica

N	Ambito culturale	Unità didattica elementare	Livello conoscenza	Livello competenza	Livello abilità
362.		Descrivere la disprassia in età evolutiva	Approfondita	Mnemonica	Teorica
363.		Descrivere l'acquisizione del linguaggio in condizioni normali e patologiche	Approfondita	Mnemonica	Teorica
364.		Descrivere ed elencare le tappe dello sviluppo delle funzioni linguistiche nel bambino normale e con ritardo di linguaggio	Approfondita	Mnemonica	Teorica
365.		Classificare i ritardi e i disordini di acquisizione del linguaggio e i principali sistemi di classificazione nosologica (ICD-10; DSM-IV) di riferimento	Approfondita	Mnemonica	Teorica
366		Descrivere il disturbo specifico del linguaggio	Approfondita	Mnemonica	Teorica
367.		Descrivere i principali sistemi diagnostici multiassiali in NPI	Approfondita	Mnemonica	Teorica
368.		Illustrare le procedure di valutazione neurologica nell'infanzia e nell'adolescenza	Approfondita	Interpretativa	Pratica
369.		Descrivere le funzioni cognitive complesse nel bambino: i disturbi dell'apprendimento	Approfondita	Mnemonica	Teorica
370.		Elencare la classificazione dei disturbi dell'apprendimento	Approfondita	Mnemonica	Teorica
371.		Descrivere la dislessia evolutiva	Approfondita	Mnemonica	Teorica
372		Descrivere lo sviluppo e la patologia dei numeri e del calcolo	Approfondita	Mnemonica	Teorica
373.		Descrivere le paralisi cerebrali infantili (aspetti eziopatogenetici, clinici e la terapia)	Approfondita	Mnemonica	Teorica
374.		Descrivere il ritardo mentale infantile: classificazione, frequenza, eziologia, quadri clinici e aspetti neuropsicologici, sindromi specifiche, cenni di valutazione e di terapia	Approfondita	Mnemonica	Teorica
375.		Descrivere i disturbi pervasivi dello sviluppo valutazione e terapia	Approfondita	Mnemonica	Teorica
376.		Descrivere i disturbi dell'attenzione, l'iperattività e i disturbi della memoria; valutazione e terapia	Approfondita	Mnemonica	Teorica

N	Ambito culturale	Unità didattica elementare	Livello conoscenza	Livello competenza	Livello abilità
377.		Descrivere i disturbi depressivi, d'ansia, oppositivi e di alimentazione; valutazione e terapia	Approfondita	Mnemonica	Teorica
378.		Descrivere i metodi per il colloquio clinico e il counselling parentale	Approfondita	Interpretativa	Teorica
379.	**Neuro-psicologia**	Descrivere i fondamenti, le definizioni, le principali teorie e i metodi di indagine della neuropsicologia	Approfondita	Mnemonica	Teorica
380.		Descrivere le caratteristiche delle funzioni corticali superiori	Approfondita	Mnemonica	Teorica
381.		Descrivere l'importanza del concetto di dominanza emisferica nei disturbi cognitivi	Approfondita	Mnemonica	Teorica
382.		Descrivere le caratteristiche dei disturbi dell'attenzione e le loro implicazioni nella riabilitazione logopedia: eminattenzione, emianopsia e neglet	Approfondita	Mnemonica	Teorica
383.		Descrivere le caratteristiche dei disturbi della percezione e le implicazioni nella riabilitazione logopedia: i vari tipi di agnosie	Approfondita	Mnemonica	Teorica
384.		Descrivere le caratteristiche dei disturbi della realizzazione del gesto: le aprassie	Approfondita	Mnemonica	Teorica
385.		Descrivere le caratteristiche dei disturbi di memoria (deterioramento cognitivo, demenze, ecc.)	Approfondita	Mnemonica	Teorica
386.		Descrivere le caratteristiche della sindrome frontale e i disturbi del comportamento	Approfondita	Mnemonica	Teorica
387.		Descrivere il trauma cranico e i suoi esiti patologici: ipertensione endocranica, coma, morte cerebrale, ecc.	Approfondita	Mnemonica	Teorica
388.		Descrivere i disturbi della comunicazione verbale e non verbale	Approfondita	Mnemonica	Teorica
389.		Descrivere le diverse caratteristiche del linguaggio in soggetti afasici (afasia fluente e non fluente)	Approfondita	Mnemonica	Teorica
390.		Descrivere le caratteristiche del disturbo del linguaggio scritto (alessia, agrafia)	Approfondita	Mnemonica	Teorica

N	Ambito culturale	Unità didattica elementare	Livello conoscenza	Livello competenza	Livello abilità
391.		Illustrare i principali mezzi diagnostici in neuropsicologia	Approfondita	Mnemonica	Teorica
392.	**Odonto-stomatologia**	Descrivere l'anatomo-fisiologia dell'occlusione dentaria e dei suoi correlati	Generale	Mnemonica	Non richiesta
393.		Descrivere lo sviluppo dentario e il profilo facciale	Generale	Mnemonica	Non richiesta
394.		Interpretare la patologia dell'apparato masticatorio e i principali trattamenti ortodontici	Generale	Interpretativa	Teorica
395.		Correlare gli elementi di odontostomatologia nella riabilitazione logopedica	Approfondita	Decisionale	Pratica
396.	**Organizza-zione aziendale**	Illustrare l'organizzazione del SSN: origine, livelli istituzionali, finanziamento, ecc.; la riforma dei sistemi sanitari nei paesi europei	Generale	Mnemonica	Non richiesta
397.		Descrivere la struttura organizzativa dell'azienda, il piano strategico, il budget e il bilancio, gli scopi e l'organizzazione della missione aziendale	Approfondita	Mnemonica	Non richiesta
398.		Illustrare il concetto di qualità nel servizio sanitario	Generale	Mnemonica	Non richiesta
399.	**Patologia generale**	Illustrare i concetti fondamentali di eziologia e patogenesi	Generale	Mnemonica	Teorica
400.		Illustrare i principi di patologia genetica: malattie monogenetiche, cromosomiche e multifattoriali	Generale	Mnemonica	Teorica
401.		Descrivere gli elementi di patologia cellulare, cause ed effetti, alterazioni della crescita e differenziazione cellulare	Generale	Mnemonica	Teorica
402.		Illustrare gli elementi di patologia della matrice extracellulare: mixomatosi, fibrosi, ecc.	Generale	Mnemonica	Teorica
403.		Descrivere le reazioni cutanee al danno cellulare e al trauma: infiammazione acuta e cronica	Generale	Mnemonica	Teorica
404.		Illustrare gli elementi essenziali di microbiologia: generalità sui microrganismi (batteri e virus)	Generale	Mnemonica	Non richiesta

N	Ambito culturale	Unità didattica elementare	Livello conoscenza	Livello competenza	Livello abilità
405.		Descrivere le caratteristiche principali della patologia neoplastica: tumori benigni e maligni e la classificazione in base al tessuto d'origine	Generale	Mnemonica	Teorica
406.		Descrivere le principali alterazioni dell'apparato cardiovascolare: (edema, stasi, embolia, trombosi, ischemia, emorragia, infarto)	Generale	Mnemonica	Teorica
407.		Descrivere le principali variazioni della temperatura corporea: febbre, ipotermia, ipertermia	Generale	Mnemonica	Non richiesta
408.		Illustrare i meccanismi di degenerazione e invecchiamento cellulare	Generale	Mnemonica	Non richiesta
409.	**Pedagogia**	Illustrare la storia della pedagogia e le teorie dell'educazione	Generale	Mnemonica	Non richiesta
410.		Descrivere i modelli e i mezzi pedagogici	Generale	Mnemonica	Non richiesta
411.		Identificare e differenziare la diversità delle conoscenze professionali: sapere, saper fare e saper essere. Definizione del concetto di competenza	Approfondita	Decisionale	Autonoma
412.		Descrivere le principali strategie di apprendimento per le conoscenze del sapere, saper fare e saper essere	Approfondita	Interpretativa	Teorica
413.		Descrivere l'importanza della funzione del tutor nella formazione delle professioni sanitarie	Approfondita	Interpretativa	Teorica
414.		Descrivere i modelli teorici di interpretazione di una comunicazione efficace, i principali stili comunicativi e il loro adattamento nella pratica clinica	Approfondita	Mnemonica	Teorica
415.		Descrivere le teorie di interpretazione e i modelli di applicazione del counselling	Approfondita	Mnemonica	Teorica
416.		Descrivere l'identità e la cultura dell'handicap	Generale	Mnemonica	Non richiesta
417.		Illustrare cosa si intende per relazione d'aiuto e il ruolo del logopedista	Approfondita	Mnemonica	Teorica
418.	**Pediatria**	Elencare i metodi biometrici nello studio della crescita dal concepimento all'adolescenza	Generale	Mnemonica	Teorica

N	Ambito culturale	Unità didattica elementare	Livello conoscenza	Livello competenza	Livello abilità
419.		Descrivere i principi nutrizionali dell'alimentazione del bambino	Generale	Mnemonica	Non richiesta
420.		Descrivere i problemi dell'alimentazione legati allattamento al seno, divezzamento e svezzamento	Generale	Mnemonica	Non richiesta
421.		Descrivere le curve di crescita e standards della crescita normale	Generale	Mnemonica	Non richiesta
422.		Descrivere le caratteristiche morfologiche e fisiologiche generali del neonato	Generale	Mnemonica	Non richiesta
423.		Descrivere le principali patologie prenatali da cause genetiche e cause esogene	Generale	Mnemonica	Teorica
424.		Descrivere le principali patologie pre-, neo- e postnatali e le malattie neurologiche del bambino	Generale	Mnemonica	Teorica
425.		Conoscere le principali patologie pediatriche più frequenti (infettive, ecc.)	Generale	Mnemonica	Non richiesta
426.	Elementi di Primo Soccorso	Descrivere gli elementi di primo soccorso al paziente	Generale	Mnemonica	Non richiesta
427.		Applicare la rilevazione dei parametri vitali in condizioni di emergenza	Generale	Decisionale	Autonoma
428.		Applicare le procedure e le tecniche di Basic Life Support (BLS) in caso di salvaguardia della vita del paziente	Approfondita	Decisionale	Autonoma
429.	Elementi di Psichiatria	Illustrare i principi fondamentali della psichiatria, gli ambiti e i rapporti con la neurologia e la psicologia	Generale	Mnemonica	Non richiesta
430.		Descrivere la classificazione dei disturbi mentali e della personalità (DSM 4)	Generale	Mnemonica	Non richiesta
431.		Descrivere le procedure di valutazione psichiatrica: il colloquio psichiatrico, l'anamnesi psichiatrica, l'esame dello stato mentale	Generale	Mnemonica	Teorica
432.		Illustrare la semeiotica psichiatrica	Generale	Mnemonica	Non richiesta
433.		Descrivere i disturbi psicosomatici e somatopsichici	Generale	Mnemonica	Non richiesta

N	Ambito culturale	Unità didattica elementare	Livello conoscenza	Livello competenza	Livello abilità
434.		Descrivere le principali sindromi maniaco-depressive, paranoiche e allucinatorie	Generale	Mnemonica	Non richiesta
435.		Illustrare le applicazioni terapeutiche in psichiatria: la psicofarmacologia, le psicoterapie, la riabilitazione	Generale	Mnemonica	Non richiesta
436.		Illustrare le proposte legislative attuali nella gestione del paziente psichiatrico	Generale	Mnemonica	Non richiesta
437.	Psicologia generale	Descrivere le teorie, i metodi e gli approcci della psicologia generale e le principali scuole psicologiche: comportamentismo, cognitivismo, psicoanalisi, Gestalt	Generale	Mnemonica	Teorica
438.		Descrivere i processi e l'elaborazione delle informazioni in memoria, l'organizzazione dell'informazione e gli effetti di inferenza della memoria	Generale	Mnemonica	Teorica
439.		Descrivere le componenti dell'apprendimento: condizionamento operante, rinforzo, modellamento, programmi di rinforzo	Generale	Mnemonica	Teorica
440.		Descrivere le forme e i meccanismi del ragionamento: la formazione dei concetti, la soluzione dei problemi, la creatività e la fissità funzionale	Generale	Mnemonica	Teorica
441.		Descrivere le generalità della psicometria, i metodi di ricerca e la misurazione in psicologia (intelligenza e abilità cognitive)	Generale	Mnemonica	Teorica
442.		Illustrare i principali concetti statistici applicati alla formulazione del test; standardizzazione e taratura, indici di fedeltà e validità	Generale	Mnemonica	Teorica
443.		Descrivere la classificazione, l'applicazione e l'analisi dei principali test sul linguaggio	Generale	Mnemonica	Teorica
444.		Conoscere i processi di comunicazione e le funzioni della comunicazione verbale e non verbale	Generale	Mnemonica	Teorica
445.		Descrivere le teorie e i metodi di misurazione dell'intelligenza e delle abilità cognitive	Generale	Mnemonica	Teorica

N	Ambito culturale	Unità didattica elementare	Livello conoscenza	Livello competenza	Livello abilità
446.		Applicare nella pratica logopedica le principali metodologie di educazione alla relazione	Generale	Interpretativa	Autonoma
447.		Descrivere l'equilibrio psicosomatico, il concetto di stress, il conflitto psichico e i meccanismi di difesa, il fenomeno del burn out	Generale	Mnemonica	Non richiesta
448.	Psicologia clinica	Descrivere i concetti di stile di vita, salute e malattia. Le reazioni psicofisiche e i processi di somatizzazione	Generale	Mnemonica	Non richiesta
449.		Descrivere lo sviluppo e gli squilibri psicosomatici in età evolutiva	Generale	Mnemonica	Non richiesta
450.		Descrivere i metodi di valutazione in psicologia clinica: il colloquio clinico in ambito sanitario	Generale	Mnemonica	Teorica
451.		Descrivere il concetto di aggressività nella relazione diagnostica e terapeutica	Generale	Mnemonica	Non richiesta
452.		Applicare nella pratica clinica l'approccio terapeutico integrato, il concetto di rispetto per il paziente e la collaborazione in equipe	Approfondita	Interpretativa	Pratica
453.		Descrivere le componenti dell'attenzione e della consapevolezza	Generale	Mnemonica	Teorica
454.	Psicologia dello sviluppo	Illustrare le teorie, i metodi e gli approcci della psicologia dello sviluppo e dell'educazione	Generale	Mnemonica	Teorica
455.		Conoscere le teorie dello sviluppo in età evolutiva: Gestalt, Piaget, Hebb, Bruner, Gibson e Werner	Approfondita	Mnemonica	Teorica
456.		Descrivere gli stadi evolutivi dello sviluppo percettivo, fisico e motorio nell'età evolutiva	Approfondita	Mnemonica	Teorica
457.		Descrivere gli stadi dello sviluppo cognitivo e linguistico del bambino	Approfondita	Mnemonica	Teorica
458.		Descrivere i processi della percezione visiva, uditiva, olfattiva e del linguaggio nel primo anno di vita	Generale	Mnemonica	Teorica
459.		Descrivere le fasi dello sviluppo dell'apprendimento e della memoria nell'età evolutiva: ricerche e teorie	Generale	Mnemonica	Teorica

N	Ambito culturale	Unità didattica elementare	Livello conoscenza	Livello competenza	Livello abilità
460.		Descrivere le principali strategie di apprendimento delle conoscenze e delle competenze linguistiche	Generale	Mnemonica	Teorica
461.		Descrivere le principali teorie sull'acquisizione del linguaggio	Generale	Mnemonica	Non richiesta
462.		Individuare le fasi dello sviluppo comunicativo, verbale e non verbale	Approfondita	Interpretativa	Teorica
463.		Descrivere lo sviluppo dei diversi aspetti costitutivi della lingua: fonologico, lessicale e semantico	Approfondita	Interpretativa	Teorica
464.		Illustrare i meccanismi di apprendimento della lingua scritta e relazioni con le competenze linguistiche	Approfondita	Interpretativa	Teorica
465.	**Radio-protezione**	Descrivere i principi fondamentali della radioprotezione e la sua applicazione secondo la normativa vigente	Generale	Mnemonica	Non richiesta
466.		Descrivere i principali rischi legati all'uso di radiazioni nelle strutture ospedaliere	Generale	Mnemonica	Non richiesta
467.	**Sociologia generale e dei processi culturali e comunicativi**	Descrivere i fenomeni sociali e il ruolo della sociologia, il metodo sociologico e i principi della metodologia della ricerca	Generale	Mnemonica	Non richiesta
468.		Descrivere gli elementi costitutivi della società: socializzazioni, ruoli, interazione sociale e devianza	Generale	Mnemonica	Non richiesta
469.		Illustrare la struttura e le dinamiche del gruppo, la leadership e gruppi innovativi	Generale	Mnemonica	Non richiesta
470.		Descrivere la struttura delle organizzazioni in generale, il ruolo e i fini, i processi che le generano e la gestione delle risorse	Generale	Mnemonica	Non richiesta
471.		Illustrare la struttura e l'organizzazione sanitaria	Generale	Mnemonica	Non richiesta
472.		Illustrare il concetto di appartenenza a una cultura e i suoi paradigmi	Generale	Mnemonica	Non richiesta
473.		Descrivere la comunicazione umana come modalità di interrelazione e come sistema di trasmissione delle conoscenze	Generale	Mnemonica	Non richiesta

N	Ambito culturale	Unità didattica elementare	Livello conoscenza	Livello competenza	Livello abilità
474.		Illustrare le varie forme della comunicazione: verbale, non verbale, multimodale e virtuale	Generale	Mnemonica	Non richiesta
475.		Illustrare le relazioni tra la comunicazione e i mass-media	Generale	Mnemonica	Non richiesta
476.		Descrivere la qualità del servizio, customer satisfaction, nei sistemi comunicativi	Generale	Mnemonica	Non richiesta
477.	Statistica	Illustrare il contributo della statistica e dell'indagine epidemiologica nella ricerca biomedica	Generale	Mnemonica	Non richiesta
478.		Descrivere il processo di produzione dei dati statistici, l'unità statistica, la popolazione, i caratteri statistici e le distribuzioni di frequenza	Generale	Mnemonica	Non richiesta
479.		Interpretare le tabelle e i grafici relativi a una raccolta dati, le funzioni di probabilità, le variabili casuali e la distribuzione normale standardizzata	Generale	Mnemonica	Non richiesta
480.		Descrivere i metodi e gli strumenti di produzione di dati statistici e l'elaborazione di dati statistici con metodi descrittivi	Generale	Mnemonica	Non richiesta
481.		Descrivere le misure di diffusione di malattia, i rapporti, le proporzioni e i tassi, la prevalenza e l'incidenza	Generale	Mnemonica	Non richiesta
482.		Descrivere il campione statistico (tecniche di campionamento random semplice, stratificato, a cluster, per emissione successiva)	Generale	Mnemonica	Non richiesta
483.		Descrivere i principali modelli di indagine epidemiologica, gli studi trasversali, gli studi longitudinali o di coorte, gli studi caso-controllo retrospettivi, il rischio relativo e odds ratio	Generale	Mnemonica	Non richiesta
484.		Descrivere le misure di tendenza centrale, di posizione e di variabilità	Generale	Mnemonica	Non richiesta

N	Ambito culturale	Unità didattica elementare	Livello conoscenza	Livello competenza	Livello abilità
485.		Descrivere il procedimento di stima, il concetto di misura, l'errore standard della misura media campionaria e della frequenza media campionaria, i limiti di confidenza e il loro utilizzo per valutare l'Evidence Based	Generale	Mnemonica	Non richiesta
486.		Descrivere la standardizzazione della normale sull'errore standard e il limite di confidenza e il loro utilizzo per valutare l'Evidence Based delle conoscenze	Generale	Mnemonica	Non richiesta

Finito di stampare nel mese di ottobre 2009